LTCF

interRAI 장기요양시설 (LTCF) 평가 도구 및 매뉴얼

interRAI Long-Term Care Facilities (LTCF) Assessment Form and User's Manual

9.1 버전
한국어판

John N. Morris, PhD, MSW [Chair]
Pauline Belleville-Taylor, RN, MS
Brant E. Fries, PhD
Catherine Hawes, PhD
Katharine Murphy, PhD, RN
Vincent Mor, PhD
Sue Nonemaker, RN, MS
Charles D. Phillips, PhD, MPH

interRAI 평가 도구 및 시스템 개발 위원회
John N. Morris, PhD, MSW [Chair]
Katherine Berg, PhD, PT
Magnus Björkgren, PhD
Brant E. Fries, PhD
Dinnus Frijters, PhD
Ruedi Gilgen, MD
Len Gray, MD, PhD
Catherine Hawes, PhD
Jean-Claude Henrard, MD
John P. Hirdes, PhD
Gunnar Ljunggren, MD, PhD
Sue Nonemaker, RN, MS
Charles D. Phillips, PhD, MPH
Knight Steel, MD
David Zimmerman, PhD

역자
김홍수

NRF 한국연구재단

서울대학교 보건환경연구소
Institute of Health & Environment Seoul National University

interRAI™

서울대학교출판문화원

www.interRAI.org

Version 9.1 interRAI Korean Edition (adapted from 9.1 interRAI standard Edition)

Suggested Citation

Morris JN, Belleville-Taylor P, Fries BE, Hawes C, Murphy K, Mor V, Nonemaker S, Phillips CD, Berg K, Björkgren M, Frijters D, Gilgen R, Gray L, Henrard JC, Hirdes JP, Ljunggren G, Steel K, Zimmerman D. interRAI Long-Term Care Facilities (LTCF) Assessment Form and User's Manual. Version 9.1, Korean Edition (Trans. Kim H.). Washington, DC: interRAI, 2013.

감사의 글

Hebrew SeniorLife(HSL)의 지원에 감사합니다.

서울대학교 보건환경연구소 고령화인구보건센터의 지원에 감사합니다.

이 역서는 2010－2012년도 정부(미래창조과학부)의 재원으로 한국연구재단의 지원을 받아 수행된 기초연구 사업임(NRF-2010-0002802).

www.interRAI.org에서 interRAI 장기요양시설 평가 시스템에 대한 추가 정보를 찾아보거나 의견을 남기실 수 있습니다.

알림

포괄적이고 적절한 케어를 대신해 이 매뉴얼을 사용하는 것은 이 책의 저자들과 interRAI의 의도가 아닙니다. 이 책에 정확하고 최신의 정보를 담고자 최선의 노력을 기울였지만, 평가대상자의 담당 의사는 처방에 앞서 약물과 치료에 대한 이 책의 정보가 적절한지 반드시 확인해야 합니다.

interRAI 평가 시스템의 사용 허가

특정 국가에 해당하는 예시들

이 책은 한국의 상황에 맞도록 수정된 예시를 포함하고 있습니다. 이 책에서 사용된 한국어는 한국의 공용어입니다.

interRAI 평가 도구 세트는 세계 어디에서나 사용될 수 있도록 설계되었으며 각국의 사정에 적합하게 수정될 수 있습니다. 한국어판에서 수정된 내용은 매뉴얼에서는 [한국]이라고 표시되어 있으며, 도구에서는 [예 — 한국]이라고 표시되어 있습니다.

이 도구를 사용하고자 하는 경우, interRAI는 각 나라의 실정에 맞는 도구와 매뉴얼 개발을 위해 라이센스 계약하에 협력할 수 있습니다. 이를 위해서는 publications@interRAI.org로 문의하시기 바랍니다.

역자 머리말

인구 고령화에 따른 노인 인구 및 만성질환자의 증가로 우리 사회는 여러 영역에서 큰 변화를 겪고 있으며, 보건의료서비스 분야는 그 대표적인 경우 중 하나이다. 과거에는 감염병 중심의 급성기 질환 치료가 보건의료서비스의 중심이었던 반면, 점차로 장기간에 걸친 만성질환 관리와 이에 따른 일상생활 지원이 중요해지고 있다. 또한 핵가족화와 여성의 적극적 사회 진출로 인해 가정에서 전적으로 노인을 돌보는 것은 점점 어려워지고 있다. 이러한 변화에 대응하고자 정부는 2008년에 노인장기요양보험제도를 도입하였고, 이에 따라 집을 떠나 장기요양서비스를 제공하는 기관, 즉 장기요양시설(노인요양시설, 노인요양공동생활가정, 요양병원 등)에 입소(입원)하는 노인 및 노인성질환자가 늘어나고 있다.

이 책은 장기요양시설에 입소(입원)한 사람들의 건강과 기능 상태, 그리고 이들의 서비스 요구를 포괄적으로 파악하기 위한 평가 도구와 그 매뉴얼로서, 이미 다양한 언어로 번역되어 북미와 유럽 및 아시아 여러 국가에서 사용되고 있는 *interRAI Long-Term Care Facilities (LTCF) Assessment Form and User's Manual 9.1* 버전의 한국어판이다. interRAI 도구는 우리나라에 최소정보군(Minimum Data Set: MDS) 도구로 2000년대 초반에 처음 소개되었다. 당시 한국RAI연구회가 출간했던 한국어판 MDS 2.0(장기요양시설용)과 MDS-HC(홈케어용)는 개념적으로 동일한 평가 영역과 항목을 가지고 각 세팅에서 포괄적 평가를 수행하는 데에 초점이 있었던 반면, 본 『interRAI 장기요양시설 평가 도구 및 매뉴얼』, 그리고 함께 출간되는 『interRAI 홈케어 평가 도구 및 매뉴얼』은 실제로 공통적인 핵심 평가 문항들을 가지도록 포괄성뿐 아니라 연속성에 초점을 맞추어 새로이 개발되었다. interRAI 통합 평가 도구 세트는 서비스 세팅과 무관하게 사람(대상자) 중심의 체계적인 평가 정보의 연속적 수집이 가능한 도구로는 현재 유일한 것이다. 이는 우리나라를 포함한 여러 국가에서 지속해서 논의되고 있는 노인, 장애인, 복합 건강 문제를 가진 인구집단을 위한 보건복지서비스통합체계의 실현을 위한 토대를 제공한다는 면에서 중요성이 있다. 최근 장기요양의 질 모니터링과 향상 방안에 초점을 둔 OECD 보건정책 연구보고서(2013) “A Good Life in Old Age?”는 한 챕터를 할애하여 interRAI 평가 도구 세트를 소개하고, 이 도구가 북미와 유럽에서 임상과 정책에 활용되는 예를 자세히 다루기도 하였다.

우리보다 앞서 장기요양제도를 운영, 발전시켜 온 서구 여러 국가는 개별 서비스 대상자의 상태와 서비스 요구에 대한 구체적인 자료의 주기적 수집을 의무화하고 있고, 이러한 자료를 케어 플랜 작성과 실효성 있는 서비스 이용 지원 계획 수립에 사용하도록 하고 있다. 나아가 기관의 질 모니터링과 기관 간 벤치마킹, 그리고 국가 단위 장기요양 정책 수립 및 노인 보건의료 전달체계 개선을 위한 연구와 시범사업 등에도 다양하게 사용하고 있다. 반면 상대적으로 제도 도입 초기인 우리나라는, 제도의 개선을 위한 근거를 마련하고자 해도 자료 수집을 위한 신뢰, 타당하며 포괄적·연속적 평가가 가능한 한국어 평가 도구의 부재가 제일 먼저 부딪히는 장벽이다. 이 책은 이러한 장벽을 넘어서는 데 힘을 보태고자 출간되었다. 캐나다 온타리오 주의 경우 interRAI 장기요양시설 평가 도구를 요양병원과 요양시설에 공통된 평가 도구로 서비스 지불보상제도와 연계해 사용하고 있는데, 우리나라도 본 평가 도구와 interRAI 홈케어 평가 도구를 함께 사용하면 대표적인 장기요양서비스 제공 세팅인 요양병원, 요양시설, 재가시설에 있는 노인들의 기능 상태를 공통의 도구로 연속적으로 평가 및 비교하는 것이 가능할 것이다.

이 책에 담긴 평가 도구와 매뉴얼이 장기요양서비스 이용자의 기능 평가에 기반을 둔 장기요양서비스 질 향상에 관심이 있는 다양한 분야의 실무자와 연구자에게 널리 사용되길 바라고, 나아가 그 결과가 관련 제도 개선에도 근거 자료로 기여하기를 기대해 본다. 또한 장기요양자의 체계적 평가를 위한 인력 양성에 교육 및 실습 자료로도 사용될 수 있을 것이다. 출간을 준비하는 과정에서, 현재 우리나라 장기요양제도의 인력 구성과 인프라를 고려할 때 이 책의 보급이 아직은 시기상조가 아니냐는 애정 담긴 우려를 말씀해 주신 분도 있었다. 하지만 이 도구의 연구 개발 과정에서 노인들을 위한 새로운 시도를 반겼던 여러 연구자와 기관 실무자분들을 만나며, 과학적 근거에 기반을 둔 체계적인 평가 도구에 대한 필요를 많은 분이 공감하시는 것을 보며 힘을 얻었다. 이 책을 내어 놓으며 그러한 공감이 더욱더 확산하는 계기가 되기를 기대한다.

이 책에 견본으로 제시된 평가 도구는 interRAI가 저작권을 가지고 있다. interRAI는 이 도구 활용을 통해 노인들의 건강과 삶의 질 향상을 도모하고자, 정부나 요양기관에게 저작권료 없이 라이센스를 제공하는데, 서면으로 도구 사용 허가를 얻는 과정이 필요하다. 이는 interRAI의 한국 associate fellow인 역자를 통해 가능하므로, 관심이 있는 분들은 interrai.korea@gmail.com으로 연락 주시기 바란다.

책이 나오기까지 많은 분의 도움이 있었다. 특히 한국어판 번역을 허가해 준 interRAI의 Brant Fries 회장, 초벌 번역에 도움을 준 성문희, 윤주영, 최은솔, 정영일 학생, 출간을 결정하고 여러 가지로 배려해 준 서울대학교출판문화원에 깊이 감사드린다. 한국에서 interRAI 도구의 소개와 활용에 큰 역할을 하신 김창엽, 김선민, 윤종률, 이지윤 선생님께도 감사드린다. 영어로 된 원 도구를 한국 상황을 고려하여 정확하면서도 자연스러운 한국어로 옮기고자 세심한 번역과 역 번역의 과정을 거쳤지만, 독자들이 보시기에 어색하거나 뜻이 명확지 않은 부분이 있을 것이다. 역서의 부족한 부분을 지적해 주시면 감사히 받아 향후 수정, 보완하고자 한다. 이 역서는 한국연구재단의 연구비 지원으로 이루어졌다.

2013년 8월 20일
김홍수
서울대학교 보건대학원 부교수

interRAI 장기요양시설 평가 시스템 및 관련 자료 개발

다양한 국가 출신으로 구성된 임상 전문가 및 연구자들은 HCFS(CMS)와 계약하에 1990년에 장기요양시설 평가 시스템의 첫 번째 버전(MDS 1.0)을 개발하였다. 이후 이 버전을 업데이트하여, 1995년에 MDS 2.0이 새롭게 출판되었다. 이 도구는 북미, 유럽, 아시아에서 널리 사용되어 왔다.

interRAI 장기요양시설 평가 시스템은 이전 도구인 MDS 1.0과 MDS 2.0의 설계 및 적용에 책임을 맡았던 핵심 인물들을 포함하여 interRAI 펠로우들이 개발하였다. interRAI는 2001년에 interRAI의 모든 도구가 공통된 문항과 정의를 포함하도록 만드는 재설계에 착수하였다.

본 사용자 매뉴얼에 포함되어 있지는 않지만, 다음과 같은 다양한 보충 자료들이 있다. (1) ADL, 인지, 의사소통, 통증, 기분과 같은 요약 지표(summary indicators)의 산출을 위한 표준화된 점수산출 체계, (2) 평가대상자들을 서비스 사용 정도/중증도에 따라 배치하는 환자 분류 시스템(RUG-III), (3) 영어 외의 다른 언어들로 번역된 interRAI 장기요양시설 평가 시스템, (4) 자료 입력, 임상 평가 지침(Clinical Assessment Protocols: CAPs) 및 질 지표 산출을 위한 다양한 소프트웨어 시스템

interRAI 장기요양시설 평가 시스템은 케어 필요가 있는 대상자의 상태를 평가하고 모니터하기 위한, interRAI가 보유한 일련의 통합된 평가 도구 중 하나이다. 이외의 평가 및 문제 평가 도구로는 interRAI 홈케어 평가 시스템(HC Assessment System), interRAI 후급성기 케어 평가 시스템(PAC Assessment System), interRAI 정신건강 평가 시스템(MH Assessment System), interRAI 지역사회 정신건강 평가 시스템(CMH Assessment System), interRAI 완화 케어 평가 시스템(PC Assessment System), interRAI 급성기 케어 평가 시스템(AC Assessment System), interRAI 지적장애 평가 시스템(ID Assessment System)이 있다.

목차

Part I

interRAI 장기요양시설 평가 시스템

서론

전 세계적으로 인간의 수명은 점차 길어지고 출생률은 감소하고 있다. 65세 이상 인구, 그리고 전체 인구 중 노인 인구가 차지하는 비율이 모두 급속히 증가하고 있다. 예를 들어 이탈리아는 역사상 처음으로 20세 미만의 인구보다 65세 이상의 인구가 많아졌다. 선진국 대부분에서 특히 80세 이상 인구의 증가가 매우 두드러진다. 재정적으로 가능한 방식으로 보건의료 전달시스템을 향상시켜 지역사회 중심 케어를 요구하는 수요에 부응하도록 만드는 것은 우리 시대의 가장 큰 과제 중 하나이다.

interRAI 장기요양시설 평가 및 케어 계획 시스템

interRAI 장기요양시설 평가 및 케어 계획 시스템은 만성케어 기관과 너싱홈 시설에 거주하는 평가대상자들의 필요, 강점, 선호 등을 평가하는 포괄적이고 표준화된 도구이다. interRAI 장기요양시설 평가 도구는 여러 나라에서 사용되고 있는 홈케어(home care), 지역사회 정신건강(community mental health), 완화 케어(palliative care), 후급성기 케어(post-acute care)를 위한 interRAI 도구들과 호환되도록 설계되었다. 도구 문항들의 호환성은 다양한 의료 환경 내에서 일관된 건강 평가를 통해 케어의 연속성을 향상시키고, 케어가 단절될 수 있는 장소 중심의 평가(site-specific assessments)가 아니라 사람 중심의 평가(person-centered evaluation)를 촉진한다.

interRAI 장기요양시설 평가 도구는 임상에서 사용하기 위한, 표준화된 최소한의 평가이다. 단순히 대상자 집단 전체의 특징을 분석하기 위한 설문지가 아니며, 포괄적인 케어 계획 수립에 필요한 모든 정보를 포함하는 것도 아니다. 이것은 특정 하위 그룹(sub-populations of people)을 대상으로 하는 표준화된 프로그램이다. 보건의료 전문가들은 필요하다고 판단되면 추가적인 정보를 전반적인 평가 과정에 추가해야 한다. 이 도구에 있는 문항들은 다양한 영역에 걸쳐 평가대상자의 수행 정도와 수행 능력을 알아보는 것들이며, 대부분의 문항들은 케어 계획을 위한 문제선정기준(triggers)의 역할을 한다.

interRAI 장기요양시설 평가 시스템은 평가 도구, 항목별 작성 지침, 일련의 임상 평가 지침(CAPs)으로 구성되어 있다. 서비스 제공자들은 평가 도구를 통해 주요 영역들 — 기능, 정신 및 신체 건강, 사회적 지지, 서비스 사용 — 에 대해 평가할 수 있다.

평가대상자들의 필요를 파악하고 적절한 중재를 제공하는 것이 이 자료들을 사용하는 목적이다. 그럴 필요가 있고 가능하다면, 필요한 서비스를 제공하거나 적절한 곳으로 의뢰를 해야 한다. 모든 영역의 문제들에 대해 즉각적으로 서비스를 제공하기는 어려울 수 있다. 그러나 포괄적인 평가, 그리고 평가대상자의 강점과 문제가 무엇인지에 대한 인식은 치료를 계획하고 프로그램 결과를 평가하는 데에 유용하게 사용될 수 있다.

interRAI 장기요양시설 평가 시스템에 대하여

interRAI 장기요양시설 평가 도구의 사용

interRAI 장기요양시설 평가 도구 작성과 관련한 주요 사항은 다음과 같다:

- 평가 도구는 임상 전문가들(간호사, 사회복지사, 사례관리자, 가정의학과 의사 등)이 사용하도록 설계되었다. 이 도구는 임상적인 평가를 위한 안내 자료로 사용되어야 하는 문항들과 그 문항들의 정의로 이루어져 있다.
- 평가를 위해서는 평가대상자와 (가능하다면) 일차 돌봄제공자에게 직접 질문을 하고, 평가대상자를 관찰하고, 임상 전문가팀 내의 다른 구성원과 의견을 교환하고, 의무 기록 및 이용 가능한 기록들을 검토하는 것이 필요하다. 가능한 한 대상자가 일차적인 정보원이 되어야 한다.
- interRAI 장기요양시설 평가 도구의 문항들은 논리적인 흐름에 따라 구성되어 있으므로, 문항들이 나열된 순서대로 작성해도 된다. 그러나 평가자는 이 순서에 꼭 얽매일 필요는 없으며, 평가자와 평가대상자에게 적합한 순서에 따라 작성할 수 있다.
- interRAI 장기요양시설 평가 도구는 평가대상자, 직접 돌봄제공자, 주요 가족 구성원들에게 질문 시 안내 자료로 사용될 수 있다. 만약 정보원으로부터 수집되는 정보가 타당하다고 생각되지 않는 경우에는 좀 더 심도 있는 평가를 통해 어느 정보가 가장 정확한지 평가자가 임상적인 판단을 내려야 한다.
- 가능하다면 정보를 제공하는 사람들과 개별적으로 대화하도록 한다.

본 매뉴얼 사용 방법

본 매뉴얼은 항상 interRAI 장기요양시설 평가 도구와 함께 사용해야 한다. interRAI 장기요양시설 평가 도구는 그 자체로 상당한 정보를 포함하고 있다. 정확한 평가에 필수적인 정의와 평가 방법에 대한 많은 내용이 평가 도구에 포함되어 있으므로 잘 숙지하도록 한다. 평가 도구 문항들의 순서에 따라 구성되어 있는 본 매뉴얼의 풍부한 정보들은 interRAI 장기요양시설 평가 도구를 성공적으로 사용하는 데에 도움이 될 것이다.

아래에 있는 가이드라인은 interRAI 장기요양시설 평가 과정에 익숙해지기 위한 권고 사항을 요약해 놓은 것이다. 초반에 이러한 다단계 검토 과정에 충분한 시간을 할애한다면 향후 많은 시간을 절약할 수 있을 것이다.

interRAI 장기요양시설 평가 과정에 익숙해지기

첫째, interRAI 장기요양시설 평가 도구 자체를 검토한다.

- 영역들이 어떻게 구성되어 있고, 어디에 정보를 기록해야 하는지 확인한다.
- 한 번에 한 영역씩 꼼꼼히 검토한다.
- 문항의 정의와 보기들을 확인한다.
- 평가 방법, 시간 계획, 전반적인 기입 방식을 검토한다.

둘째, 평가자가 소속된 기관이나 병동에 있는 실제 인물을 대상으로 하여 interRAI 장기요양시설 평가 도구를 작성해 본다.

- 그 평가대상자에 대해 이미 알고 있는 정보만을 기반으로 하여 평가 도구에 적절한 응답을 기입한다.
- 추가적인 정보가 도움이 될 것 같으면, 이를 메모해 둔다. 이러한 정보를 어디서 얻을 수 있을지 생각한다.

셋째, Part II에 있는 "interRAI 장기요양시설 평가 도구 항목별 작성 지침"을 검토한다.

- 평가자는 우선 interRAI 장기요양시설 평가 도구를 검토하고, 잘 알고 있는 대상자에 대해 모든 문항을 작성해 본 후, 항목별 작성 지침을 검토하는 본 단계로 와야 한다.
- 항목별 정의를 읽으면서, 처음에 대상자에 대해 interRAI 장기요양시설 평가 도구를 작성하면서 가졌던 의문점들을 검토한다. 평가 방법과 기입에 관련하여 처음에 가졌던 의문점들을 명확하게 할 수 있도록 매뉴얼의 해당 영역에 표기를 해 둔다.
- 평가 도구의 한 영역씩 이에 해당하는 지침의 내용을 읽는다. 다음 영역으로 넘어가기 전에 이전 영역의 내용을 모두 이해했는지 확인한다. 이전에 작성한 사례를 검토하면서 아직도 같은 응답으로 기재할 것인지 생각한다. 매뉴얼의 모든 내용을 꼼꼼히 살펴보는 데에는 상당한 시간이 걸리지만, 서두르지 않도록 한다. 정의와 작성 지침을 충분히 이해할 수 있도록 한 번에 한 영역씩 꼼꼼히 살펴보도록 한다.
- 정의, 평가 지침, 사례를 파악하겠는가? 예를 들어 "일상생활활동"이나 "기분"의 기입 방법을 이해하겠는가?
- InterRAI 장기요양시설 평가 도구를 처음 검토할 때 알고 있었던 것과 다른 정의나 평가 방법이 있는가? 지금은 평가대상자 사례에서 처음 기재했던 것과 달리 작성할 것인가?
- 평가자의 기관 실무나 거기서 사용하는 용어와 다른 정의나 평가 방법이 있는가?

Part II를 다시 한 번 검토하면서 첫 번째 검토 시 어려웠거나 문제가 될 만했던 이슈들에 초점을 둔다.

- 주의를 충분히 기울여야 할 이슈들을 interRAI 장기요양시설 평가 도구에 표기해 둔다.
- 현재 실무와 다르거나 의문이 생길 만한 정의와 평가 방법에 대해 스스로 더욱 익숙해지도록 한다.
- Part II에 있는 각각의 예시들을 다시 한 번 읽어 본다.

평가자 시설의 공식적인 interRAI 장기요양시설 평가 도구 교육 프로그램에서 Part II를 세 번째로 검토할 수 있는데, 이는 매뉴얼에 있는 내용들을 검토할 수 있는 또 한 번의 기회가 된다. 의문 사항이 있다면 교육 프로그램에 참여했을 때 논의할 수 있도록 준비한다.

본 매뉴얼 정보들의 향후 활용

- 평가 과정 동안 본 매뉴얼을 항상 소지하고 다닌다.
- 필요하다면, 의문이 생기는 개별 문항들의 목적을 검토한다.
- 본 매뉴얼은 당신이 interRAI 장기요양시설 평가 도구를 사용할 때 하나의 참고 문헌처럼 사용할 수 있다. 평가의 정확성을 높이기 위해 늘 이 매뉴얼을 사용하도록 한다.

Part II

interRAI 장기요양시설 평가 도구 문항별 지침

본 지침은 interRAI 장기요양시설 평가 도구의 작성을 돕고 평가자들이 문항을 일관되게 해석할 수 있도록 제작되었다. 이 부분은 많은 문항에서(**모든 문항은 아니지만**) 다음과 같은 유형의 정보를 제공한다.

목적

interRAI 장기요양시설 평가 도구에 각 문항(문항 세트)이 포함되어 있는 이유와 그 정보가 문제를 발견하고 케어 계획을 수립하는 데에 어떻게 사용되는지에 대한 논의를 포함한다.

정의

중요한 용어에 대한 설명

방법

문항에 대한 자료 출처와 정확한 응답을 결정하기 위한 방법들:

- 평가대상자 면담 및 관찰
- 시설 직원과의 논의 — 면허 소지자 및 면허 미소지 직원들
- 의무 기록지 또는 다른 행정 관련 서류들(의사 처방, 검사 자료, 투약 기록, 치료 시트, 활력징후, 체중, 투입량/배출량과 같은 임상 관찰 기록지 포함) 검토, 시설 행정 기록, 전원 기록(입소 시), 케어 계획, 시설 내 기록 시스템의 중요 자료들
- 평가대상자의 가족, 다른 돌봄제공자, 평가대상자 담당 의사
- 촉탁의, 주치의

기입

각각의 문항에 대한 적절한 응답 기입 방법이 보기별로 설명되어 있다.

이 문항별 지침은 interRAI 장기요양시설 평가 도구의 문항 배치의 흐름을 따르고 있다. 다음 장 이후부터 맨 위에 interRAI 장기요양시설 평가 도구 각 영역의 이름이 쓰여 있어 향후 참고 자료로 사용하는 데에 도움이 될 것이다.

Section A
신원 정보

목적 이 영역은 각 평가대상자의 고유 정보, 입소 전 거주지, 평가 이유에 관한 핵심 정보를 제공한다.

A1. 이름

정의 평가대상자의 법적인 이름을 의미한다.

기입 명확한 글씨로 성과 이름을 기입한다.

A2. 성별

기입

1. 남

2. 여

A3. 생년월일

기입 연도는 네 자리 숫자로 기입하고, 태어난 달과 날짜는 각각 두 자리 숫자로 기입한다. 한 자리 숫자로 된 달이나 날짜는 앞에 "0"을 붙여서 쓴다. 예: 1918년 1월 2일

1	9	1	8	년		0	1	월		0	2	일

A4. 결혼 상태

기입 평가대상자의 현재 결혼 상태에 해당하는 응답을 선택한다. 만약 대상자가 사실혼 관계에 있다면, "2. 기혼"을 선택한다. 만약 대상자가 법적 결혼으로 인정되는 동성 관계에 있다면, "2. 기혼"을 기입한다. 만약 대상자가 법적으로 결혼으로 인정되지 않는 장기간의 동성 관계에 있다면, "3. 동거(파트너나 애인)"를 기입한다.

1. 미혼

2. 기혼(사실혼 포함)

3. 동거(파트너나 애인)

4. 사별

5. 별거

6. 이혼

A5. 주민등록번호[한국]

목적 평가대상자 개인을 확인하는 번호를 기록하는 것

방법 평가대상자나 가족에게 물어보거나, 기관 내에 있는 행정실이나 원무과에서 확인한다.

기입 주민등록번호 13자리를 기입한다.

A6. 요양기관번호[한국]

목적 서비스 제공 기관을 관리하는 것

기입 요양기관번호를 기입한다.

A7. 현재 입소 서비스 지불 재원(해당되는 것 모두 표시)[한국]

목적 지난 30일 동안 이 시설에 머문 평가대상자의 일당(daily per diem) 비용이나 부가 서비스(ancillary services) 비용의 지불 재원을 파악하는 것

정의

A7a. 장기요양보험

A7b. 건강보험

A7c. 의료급여

A7d. 전액 자가 (또는 가족) 부담

A7e. 사보험

A7f. 기타

방법 지난 30일 이내에 사용된 비용에 대한 현재의 지불 재원을 알아보기 위해 행정실이나 원무과에 문의한다. 현재의 지불 재원은 서비스를 받는 동안 평가대상자의 상태에 따라 변할 수도 있으므로, (보통 행정 기록이나 의무 기록 맨 앞 장에 있는) 평가대상자의 차트의 기본 정보 항목만 참고해서는 안 된다. 모든 종류의 지불 재원을 파악한다.

기입 지난 30일 동안 받은 서비스에 대한 지불자 혹은 기관에 **"1"**을 기입하고, 아닌 것에는 **"0"**을 기입한다.

주: 주로 원무과에서 이러한 정보를 제공함

0. 아니요

1. 예

A8. 평가 이유

목적 본 평가 수행의 주요 이유를 기록하는 것. 이 문항은 "기록의 종류(record type)"로 알려져 있을 수 있는데, 이는 전자 버전 평가에 요구되는 자료이기 때문이다.

기입 평가를 하는 이유에 해당하는 숫자를 기입한다.

1. **최초 평가** — 평가대상자 입소 후 4일 이내에 수행해야 하는 interRAI 장기요양시설 평가 도구와 임상 평가 지침(CAPs)을 활용한 포괄적 평가. 대상자가 퇴소했다 다시 입소한 경우에도 사용 가능
2. **정기 재평가** — 케어 계획이 적절하고 최신으로 유지되도록 실시하는 평가. 정기 재평가는 중요한 상태 변화의 발생을 발견해야 함. 중요한 변화가 발견될 경우, **"4. 중요한 상태 변화로 인한 재평가"**에 표기
3. **재입소 시 평가(급성기 병원 입원 등으로 인한)** — 평가대상자가 병원 입원이나 단기간의 계획된 일시적인 퇴소 후 재입소했을 경우 수행하는 평가
4. **중요한 상태 변화로 인한 재평가** — 중요한 상태 변화가 있었을 때 실시하는 포괄적인 재평가. "중요한 상태 변화"란 자연적으로 치유되지 않으며, 평가대상자의 한 영역 이상의 건강 상태에 영향을 미치며, 적절한 케어를 제공하기 위해 여러 전문 분야의 측면에서 케어 계획의 검토 및 수정이 요구되는 경우를 말함. 중요한 상태 변화가 있다면, 그것이 발생한 날로부터 3일 이내에 평가를 완료해야 함. 중요한 상태 변화(개선 또는 악화)가 발생했는지 여부를 알아보기 위한 절차는 아래에 기술해 둔 내용을 참고할 것
5. **퇴소 시 평가(지난 3일간의 서비스를 포괄하는)** — 평가대상자가 퇴소하고 포괄적 평가를 실시하는 것으로 결정되었을 때, 마지막 3일간의 서비스를 평가하는 경우[예: 영구적인 퇴원(permanent discharge)]
6. **퇴소 추적관리(tracking)만** — 퇴소를 하지만 포괄적인 평가가 필요하지는 않을 경우[예: 병원이나 다른 치료 기관 방문을 위한 일시적인 퇴소(temporary discharge)]나 단기보호(respite care) 기관에서 집으로 돌아가는 경우와 같이 추후에 시설에 다시 돌아올 것으로 예상될 때
7. **기타(예: 연구)** — 질 향상, 임상 연구, 현재 계획의 적합성 확인[정기적인 "추후(follow-up)" 평가 아님], 중증도 도구의 개발, 지역사회 요구 평가 등과 같은 이유로 기존의 평가 계획 외에 수행하는 평가

중요한 상태 변화의 기준

중요한 상태 변화에 대한 재평가는 두 영역 이상에서 평가대상자 상태가 악화 또는 개선된 경우에 실시해야 한다. 아래의 목록은 중요한 상태 변화로 인한 재평가를 실시해야 하는 상황에 대한 예시이다.

악화의 예시:

- **평가대상자의 ADL 신체 기능 상태에 악화** 문항이 **새롭게** 4, 5, 6, 8로 기입된 경우 (상당한 도움, 최대한의 도움, 전적 의존, 전 평가 기간 동안 활동 수행한 적 없음)
- 평가대상자의 의사 결정 능력이 0에서 2, 3, 4, 5로 변한 경우
- 평가대상자의 실금 상태가 0, 1에서 2, 3, 4, 5, 8로 변한 경우나 소변 수집 도구를 새롭게 사용하는 경우
- 예상치 못한 체중 감소 발생(30일 이내에 5%의 변화 또는 180일 이내에 10%의 변화)
- 이전에 사용하지 않았던 몸통 억제대나 일어서는 것을 억제하는 의자를 사용하기 시작하는 경우
- 평가대상자가 불안정하다고 판단되는 상태/질병이 발생하는 경우
- 이전에 2단계 이상의 압박성 궤양이 없었던 평가대상자에게 2단계 이상의 압박성 궤양이 발생하는 경우
- 평가대상자의 상태가 전반적으로 악화되거나 대상자가 더 많은 도움(예를 들어 ADL 수행 또는 의사 결정 영역에)을 받는 경우

개선의 예시:

- **평가대상자의 ADL 신체 기능 상태에 개선** 문항이 이전에 4, 5, 6, 8이었다가 새롭게 1, 2, 3으로 기입된 경우
- 평가대상자의 의사 결정 능력이 3, 4, 5에서 0, 1, 2로 변한 경우
- 평가대상자의 실금 상태가 2, 3, 4, 5에서 0, 1로 변한 경우
- 평가대상자의 상태가 전반적으로 호전된 경우, 대상자가 이전보다 도움을 덜 받는 경우

평가를 마치기 전에 평가대상자가 퇴소하는 경우 평가를 마무리하는 원칙

- **최초 평가를 마치기 전에 평가대상자가 퇴소함**(예: 입소 이틀째 대상자가 퇴소하거나 사망함). 도구의 Section A, B, R, S를 완성한다. 다른 영역은 완성해도 되고 안 해도 된다. 대상자의 의무 기록의 일부분으로 이미 수집해 왔던 모든 자료는 저장해 둔다. 이런 경우 "R1. 퇴소일" 문항은 3일의 평가 기간 이내에 있어야 한다.
  "Section R. 퇴소"는 미완성된 평가가 전자 데이터베이스에 저장되는 것을 정당화해 준다.
- **최초 평가 3일 평가 기간 중에 평가대상자가 퇴소했으나, 평가를 완료함**. 최초 평가 기록지의 "Section R. 퇴소"를 완성시키는 것이 바람직하다. 그렇지 않으면 최초 평가 기록과 별개로 퇴소 평가 기록을 추가해도 된다.
- **정기 재평가 3일 평가 기간 중에 평가대상자가 퇴소함**. 재평가를 퇴소 평가로 변경한다. 즉 **"5. 퇴소 평가, 지난 3일간 서비스의 포괄적인 평가"**로 기입한다.

A9. 평가 기준일

목적

대상자의 평가에 참여하는 모든 직원에게 공통되는 시간 기준점을 설정하는 것. 직원들이 각각 다른 날에 대상자의 평가 문항을 작성한다 하더라도 평가 기준일을 설정하면 평가 기간이 일치하도록 보장해 준다(즉, 평가 기준일을 설정하는 것은 모든 문항이 동일한 기간 동안 평가대상자의 객관적인 수행 정도와 건강 상태를 평가할 수 있도록, 서로 "시계를 맞추는" 것이라고 할 수 있다).

정의

평가 기준일 — 평가 도구에 있는 문항들의 공통적인 관찰 기간의 마지막 시점이다. 거의 모든 평가 문항은 일정 기간, 보통 3일 동안 대상자의 상태를 평가한다. 모든 장기요양시설 평가 문항은 이 시점을 기준으로 일정 기간 과거의 상태를 평가하는 것으로, 지난 3일을 기준으로 평가하는 문항은 마지막 3일째 되는 날이 평가 기준일이고, 지난 30일을 기준으로 평가하는 문항은 마지막 30일째 되는 날이 평가 기준일이다.

기입

최초(입소) 평가에서는 입소 이후 3일째 되는 날부터 평가 기준일이 될 수 있다(입소 평가를 작성하기 위한 최초 가능 일자임). 추후 정기 평가에서는 평가가 완성되어야 하는 기간 이내에 공통의 기준일을 선택하도록 한다. 이 날짜는 장기요양시설 평가 도구의 모든 문항이 작성되어야 하는 최종 시점이다.

입소 시 평가에서 직원들은 입소 당일부터 일부 정보를 수집하기 시작할 것이다[예를 들면 기관에 따라 임상 평가 지침(CAPs)은 입소 이후 4일 이내와 같이 정해진 시간 내에 작성되어야만 함].

정기 재평가에서는 직원들은 이미 상당량의 자료를 가지고 있을 것이다. 이런 경우 3일의 관찰 기간이 대개 이미 결정되어 있을 것이다. 관찰 기간이 끝나는 날이 평가 기준일이다. 그러나 평가에 참여하는 모든 직원이 평가대상자에 대한 자신의 기술이 이 3일 동안의 대상자의 상태를 반영한 것임을 확인해야 한다.

연도는 네 자리 숫자를 기입한다. 평가 월(month)과 일(day)은 두 자리 숫자를 기입한다. 만약 한 자리 숫자라면 앞의 빈칸에는 자리값으로 **"0"**을 입력한다.

최초 평가 시 평가 기준일을 기입하는 방법의 예

M씨는 2013년 8월 23일에 시설에 입소하였다. 본 요양시설의 정책은 모든 새로운 입소 시의 평가를 입소 4일째까지 마쳐야 한다. 따라서 직원들은 평가대상자 입소 후 첫 3일 동안 관찰, 테스트, 평가대상자, 가족, 다른 직원들과의 면담을 진행하기로 하였다. 이 기간 직원들은 평가대상자의 의무 기록과 interRAI 장기요양시설 평가 도구의 적합한 항목에 그 결과들을 기록하였다. 그러고는 직원들에게 임상 평가 지침(CAPs)을 작성하기 위한 하루를 남겨 두고, 다음과 같이 interRAI 장기요양시설 평가 도구의 관찰 기간 마지막 날을 기록하였다.

2	0	1	3	년		0	8	월		2	6	일

A10. 평가대상자가 표현한 케어 목표

정의

평가대상자가 케어나 서비스를 받고자 하는 이유를 알아내는 것. 이 문항은 대상자 본인이 경험하기를 바라고 기대하는 것이 무엇인지, 더 나은 개별화된 케어 방법이 무엇인지에 대해 공급자들이 잘 이해하기 위해 대상자 자신의 목표에 대해 이야기하는 기회를 제공한다. 대상자의 목표는 시간의 흐름에 따라 변할 수도 있으므로, 이 문항은 최초 평가와 이후 재평가에서 계속 확인해야 한다.

방법

아래의 네모 칸에는 시설에서 평가대상자가 받고 있는 케어나 받고자 하는 케어 또는 서비스에 대해 대상자가 달성하기를 희망하는 성과(outcomes)를 기록하도록 한다. 성과는 기능 수행 정도의 개선, 건강의 회복, 거주 상태의 변화, 사회관계의 개선, 임종 케어의 일부로 증상의 완화 등을 포함하여 무엇이든 될 수 있다.

평가대상자와 대화를 하면서 가능하면 가장 일반적인 방법으로 질문을 한다. 예를 들어 최초 평가에서 "왜 여기에 입소하셨나요?", "왜 여기에 계시는 건가요(또는 와 계시나요)?", "어떤 혜택을 기대하시나요?", "어떻게 하면 우리가 당신의 필요를 잘 충족시킬 수 있을까요?"와 같이 물어볼 수 있다. 이후의 재평가에서는 대상자가 본인의 케어 경험에 대해 만족하는지, 그리고 거주하거나 케어받는 방법을 바꾸고 싶어 하는지에 대해 물어본다.

어떤 대상자들은 목표나 기대되는 성과, 심지어는 서비스를 찾는 이유에 대해 구체적으로 말하지 못할 수도 있다. 그들은 그냥 모른다고 하거나, 다른 사람이 여기로 오라고 했다거나, 친척들이 더 이상 대상자를 케어할 수가 없고 어디로 가야 할지 모르겠다고 말할 수도 있다. 평가대상자가 어떤 말을 하든 그것을 타당한 것으로 여겨야 한다. 만약 평가대상자가 케어 프로그램으로부터 무엇을 기대할 수 있는지를 구체적으로 설명해 달라고 할 경우, 시설의 케어 프로그램에 관한 정책을 기준으로 답변해 준다.

기입

평가대상자가 표현한 케어의 목표를 평가 도구에 제시된 네모 칸 안에 기입한다.

A11. 마지막 병원 퇴원 후 시간 경과

목적

평가대상자가 가장 최근에 병원에 입원한 이후 경과한 시간을 기록하는 것. 이는 임상적 불안정성과 케어 궤적(care trajectory)의 척도가 된다.

방법

의무 기록을 검토한다. 가능하다면 병원의 퇴원 요약지가 일반적으로 이 정보를 알아내는 데에 가장 효과적인 수단이다. 만약 어디에도 기록된 것이 없다면, 평가대상자나 가족에게 물어본다.

기입

지난 90일 이내에 가장 최근 있었던 경우를 기입한다. 지난 90일 이내 가장 최근에 있었던 입원과 평가 기준일 사이의 날짜를 계산한다. 만약 평가대상자가 지난 90일 이내에 병원에 입원한 적이 없었다면 **"0"**을 기입한다.

0. 지난 90일 중 입원 경험 없음

1. 31~90일 전

2. 15~30일 전

3. 8~14일 전

4. 지난 7일 이내

5. 현재 병원 입원 중

Section B

등록 시 정보

B

주: Section B는 최초 평가인 경우에만 작성한다. 이 영역에는 입소와 관련이 있는 정보나 인구학적 정보와 같이 변하지 않는 정보들이 포함된다.

B1. 장기요양시설 입소 결정에 있어 자기 의사 반영 수준

목적

평가대상자가 시설에서의 삶에 적응하는 데에 영향을 미칠 수 있기 때문에, 대상자의 요양시설 입소를 둘러싼 의사 결정 역동 관계를 알아보는 것

방법

요양시설에 입소하는 것이 어떻게 결정되었는지 평가대상자에게 물어본다. (예를 들어 "여기에 와서 사는 것을 결정하게 된 이유가 무엇인가요? 당신의 선택이었나요?") 만약 대상자가 대답을 할 수 없다면, 가족에게 물어보거나 시설의 사회복지사나 입원 수속실(admission office)에 의견을 묻는다.

기입

만약 평가대상자가 단독 또는 일차적 의사 결정자였으면 **"0"**을 기입한다. 만약 대상자가 의사 결정 과정에 능동적으로 참여했다면 **"1"**을 기입한다. 만약 대상자가 결정이 내려진 이후에 상의를 했거나 전혀 선택권이 없었던 경우에는 **"2"**를 기입한다.

0. 전적으로 반영됨

1. 어느 정도 반영됨

2. 거의 또는 전혀 반영되지 않음

8. 응답 불가/응답 거부

B2. 입소일

목적

입소와 "침상 보유(bed-hold)" 정책은 시설 및 나라마다 다를 수 있다. 마찬가지로, 시설이 평가대상자의 의무 기록을 "개시(open)"하고 "종결(close)"하는 방식도 나라마다 다를 수 있다. 어떤 시설은 대상자가 급성기 병원에서 하룻밤을 보내기 위해 전원하는 경우 기록을 "종결(close)" 하고, 그 대상자가 다시 요양시설로 돌아오면 새로운 기록을 "개시(open)" 한다. 어떤 시설은 대상자가 일시적인 병원 입원 때문에 전원하는 경우라도 대상자의 의무 기록을 "개시(open)" 상태로 유지한다. interRAI 장기요양시설 평가 도구의 목적에 따라 입소 시작일은 입소 기간 동안 대상자의 의무 기록을 "개시(open)"하느냐 "종결(close)"하느냐에 상관없이 대상자가 본 시설에 처음 들어온 날을 의미한다.

정의 **입소일** — 평가대상자가 본 요양시설에 처음으로 입소한 날짜. 만약 대상자가 다시 돌아올 예정 없이 과거에 공식적으로 퇴소했다가(예: 집으로 퇴소했거나, 다른 요양시설로 이동), 최근에 다시 입소했다면 이를 최초 평가로 간주하여 최근의 입소 날짜를 기입해야 한다. 그러나 만약 일시적으로 병원에 입원하거나 일시적으로 떠났다가 본 시설로 돌아올 때마다 새로운 기록을 시작하는 시설이거나 반대로 동일 대상자를 항상 동일하게 간주하는 시설의 경우에는 최초 입소 시 날짜를 기입한다.

방법 의무 기록을 검토한다. 만약 날짜가 명확하지 않거나 기재되어 있지 않다면, 시설에 있는 입원 수속실(admission office)이나 의무 기록 부서에 물어본다.

기입 적절한 숫자를 빈칸에 기입한다. 모든 칸을 채우도록 한다. 만약 월(month)이나 일(day)이 한 자리 숫자라면, 처음 빈칸에는 **"0"**을 채우도록 한다.

2	0	1	3	년		0	2	월		0	3	일

B3. 인종 및 국적[한국]

목적 평가대상자의 인종과 국적을 기록하는 것

방법 평가대상자나 가족에게 물어본다.

기입 **"0"**과 **"1"** 중에서 선택하되, **"1"**을 선택하면 빈칸에 인종이나 국적을 구체적으로 기입하도록 한다.

B3a. 인종

0. 아시아인

1. 아시아인 아님: _________ (명시할 것)

B3b. 국적

0. 한국인

1. 한국인 아님: _________ (명시할 것)

B4. 주 사용 언어[한국]

목적 평가대상자가 일상생활에서 사용하기를 선호하는 언어를 기록하는 것. 돌봄제공자나 직원들은 평가대상자가 사용하는 언어로 의사소통을 할 수 있어야 한다. 평가대상자가 사용하는 언어에 대한 정보는 대상자에게 통역 서비스가 필요함을 나타낼 수도 있다.

방법

평가대상자가 주로 말하고 이해하는 언어를 파악하기 위해 평가대상자와 가족을 면담하고 관찰한다. 의무 기록을 검토한다.

기입

"0"과 **"1"** 중에서 선택하되, **"1"**을 선택하면 빈칸에 주로 사용하는 언어를 구체적으로 기입하도록 한다.

0. 한국어

1. 한국어 아님: __________ (명시할 것)

B5. 입소 시, 그리고 평소 거주지[한국]

목적

평가대상자가 의뢰될 시점에서의 거주지를 기록하는 것. 평가대상자의 거주지 상황은 장기간 지속된 것일 수도 있고 일시적인 것일 수도 있다.

정의

1. **개인주택/아파트/전·월세** — 소유자가 본인인지 아닌지는 상관없이 지역사회에 위치한 주택, 빌라, 아파트 또는 방, 은퇴자 공통체(retirement communities)나 노인이나 장애인들을 위한 독립된 주택을 포함
2. **양로시설/노인공동생활가정** — 노인에게 급식과 그 밖에 일상생활에 필요한 편의를 제공
3. **지원주거(assisted living) 혹은 준독립주거(semi-independent living)** — 감독, 홈케어 건강 서비스, 가사 관리, 개인지원 서비스, 식사 서비스, 교통수단 이용 등 다양한 수준의 지원 서비스가 통합되어 있는 공동생활 환경으로, 입소 시설이 아닌 지역사회 거주지
4. **정신보건 거주지(예: 정신질환자 그룹홈)** — 감독과 제한적 서비스(식사, 집안일)를 필요로 하는 정신과적 문제를 가진 성인을 위한 거주지
5. **신체장애인 그룹홈** — 신체적 장애를 지닌 사람들에게 서비스를 제공하는 거주지. 일반적으로 직원이 24시간 상주하는 가운데 단체로 생활하게 되며, 가능한 한 독립적이고 능동적으로 지내도록 독려됨
6. **지적장애인 거주지** — 지적장애를 지닌 사람들에게 서비스를 제공하는 거주지. 일반적으로 직원이 24시간 상주하는 가운데 단체로 생활하게 됨. 가능한 한 독립적이고 능동적으로 지내도록 독려됨
7. **정신병원/병동** — 정신병원은 정신과 질환의 진단과 치료에 중점을 두며 급성기 케어, 재활, 만성 케어 병원 같은 다른 입원 시설들과 분리되어 있음. 정신 병동은 종합병원 내에 있는 하나의 병동으로 오직 정신과 질환의 진단과 치료만 전문적으로 담당함
8. **노숙(쉼터 이용하든 하지 않든)** — 노숙자는 일정한 거주지(주택, 아파트, 방, 기타 정기적으로 머무는 장소)가 없음. 거리나 외부에서 생활하며, 차나 폐건물, 다리 밑 등에서 잠을 잠. 노숙자를 위한 쉼터를 이용하고 있을 수도 있고 아닐 수도 있음
9. **장기요양시설(너싱홈/노인요양공동생활가정)** — 치매, 중풍 등 노인성 질환 등으로 심신에 상당한 장애가 발생하여 도움을 필요로 하는 노인에게 급식, 요양과 그 밖에 일상생활

에 필요한 편의를 제공

10. **재활병원/병동** — 재활병원은 질병이나 손상으로 인해 신체 기능의 저하가 있는 사람들의 신체 재활 또는 직업 재활에 중점을 두는 허가된 병원, 재활병동은 급성기 병원 내에 있으며, 질병이나 손상으로 인해 신체 기능의 저하가 있는 사람들의 급성기 신체 재활 또는 직업 재활에 중점을 둠

11. **호스피스 시설/완화 케어 병동** — 호스피스 시설(또는 더 일반적인 케어를 제공하는 시설 내에 위치한 호스피스 병동)은 의사로부터 여명이 6개월 미만인 말기 질환이 있다고 의사가 진단한 사람들에게 케어를 제공함. 호스피스 케어의 목적은 대상자와 가족을 돕는 한편 대상자에게 위로를 제공하고 그들의 삶의 질을 유지하는 것. 완화 케어는 완치를 위한 치료에 반응하지 않는 질병을 가진 사람들에게 제공하는 케어를 말함. 통증 및 증상 완화를 목표로 하며, 생명을 연장하는 치료법 사용 역시 배제하지 않음. 완화 케어는 대개 생명을 위협하는 질병을 진단받은 시점부터 제공됨

12. **급성기 병원** — 일차적으로 급성적인 의료 문제의 진단과 치료에 중점을 두는 급성 병원으로 허가된 시설을 말함

13. **교정 시설** — 형사법정에서 금고나 징역 선고를 받은 사람들을 수용하기 위한 지방 및 중앙정부가 운영하는 모든 종류의 감옥, 교도소, 사회복귀시설(halfway house)

14. **기타** — 위에 나열되지 않은 다른 형태의 거주지

15. **요양병원**

주: p. 123, "평가대상자 거주지 분류" 표 참고

방법 의무 기록을 검토한다. 만약 의무 기록에 정보가 충분하지 않다면, 평가대상자 또는 가족에게 물어본다.

기입 단, 한 개의 응답만을 선택하고 빈칸에 기재하도록 한다. 만약 한 자리 숫자의 보기를 선택한다면, 앞자리를 빈칸으로 남겨 둔다.

평가대상자의 거주지 기입 방법의 예

부인과 함께 자신의 집에서 거주하던 F씨는 뇌혈관질환으로 인해 급성기 병원에 입원하였다. F씨는 재활을 위해 병원에서 너싱홈으로 전원되었다.

F씨는 급성기 병원에서 요양시설로 입소했으므로 **"12"**를 "입소 직전"에 기재

F씨는 급성기 병원에 입원하기 전에 부인과 함께 개인주택에 살았으므로 **"1"**을 "평소 거주지"에 기재

B6. 입소 전 평소 거주지 우편번호

목적 평가대상자가 입소 전 평소에 거주하던 지역사회 내 거주지의 우편번호를 의미한다. 만약 평

가대상자가 급성 병원, 재활 병원이나 병동, 후급성기 병동이나 요양시설 등에서 평가를 받을 경우, 본 문항은 평가대상자가 그러한 기관이나 시설에 들어가기 이전에 지역사회에서 거주하던 곳의 우편번호를 의미한다.

방법 평가대상자나 가족 구성원들에게 물어본다. 필요하다면 평가대상자의 입원 기록지나 전송 기록지를 검토한다.

기입 우편번호 6자리를 차례대로 기입하도록 한다.

			—			

B7. 입소 전 거주 현황

목적 입소 이전 평가대상자의 거주 현황을 기록하는 것

정의

1. **독거** — 애완동물만 함께 사는 경우, 길거리에서 거주하는 경우, 집이 없는 경우(쉼터 이용 여부와 상관없이) 포함
2. **배우자/파트너만** — 배우자/파트너, 이성 친구, 사실혼, 장기간의 동성 관계를 포함
3. **배우자/파트너 및 다른 사람(들)** — 배우자나 파트너와 함께 다른 사람(가족 또는 친족 관계가 아니더라도)도 함께 거주
4. **배우자 없이 자녀와** — 자녀만 함께 거주하거나 자녀(들) 및 다른 사람들과 함께 거주함. 그러나 같이 사는 배우자나 파트너는 없음
5. **부모 또는 법적 보호자와** — 부모 또는 법적 보호자와만 거주하거나, 부모 또는 법적 보호자 및 다른 사람과 함께 거주함. 그러나 같이 사는 배우자나 파트너, 자녀는 **없음**
6. **형제, 자매** — 형제, 자매와만 함께 거주하거나, 형제, 자매 및 다른 사람들과 함께 거주함. 그러나 같이 사는 배우자나 파트너, 부모나 법정 보호자는 **없음**
7. **다른 친척** — 배우자나 파트너, 자녀, 부모, 형제, 자매가 아닌 친척(숙모나 삼촌 같은)과 함께 거주함
8. **친척 아닌 다른 사람** — 단체 거주지(예: 양로시설/노인공동생활가정, 장기요양시설, 그룹홈, 감옥)에 거주하거나 친척이 아닌 사람과 거주지를 공유함(예: 룸메이트). 노숙자 쉼터와 같이 하룻밤 정도 머무는 것은 제외함

방법 평가대상자의 입원 기록을 검토한다. 평가대상자와 가족에게 물어본다.

기입 본 시설에 의뢰되었을 당시 평가대상자가 살고 있던 현황을 반영하여 기입한다. 단, 한 개의 응답만을 선택하고 빈칸에 기재하도록 한다.

B8. 지난 5년간 거주력[한국]

목적

이전에 시설이나 단체 거주지에 거주했던 평가대상자의 경험을 기록하는 것

정의

B8a. 장기요양시설, 요양병원 — 평가대상자는 이전에 장기요양시설 혹은 요양병원에 거주했음

B8b. 양로시설/노인공동생활가정, 지원주거(assisted living) — 노인에게 급식과 그 밖에 일상생활에 필요한 편의를 제공하는 지역사회 거주지. 혹은 감독, 홈케어 건강서비스, 가사 관리, 개인지원 서비스, 식사 서비스, 교통수단 이용 등 다양한 수준의 지원 서비스가 통합되어 있는 지역사회 공동 생활 환경

B8c. 정신보건 거주지 — 예를 들면 정신질환자 그룹홈. 감독과 제한적 서비스(식사, 집안일)를 필요로 하는 정신과적 문제를 가진 성인을 위한 거주지

B8d. 정신병원/병동 — 정신병원은 정신과 질환의 진단과 치료에 중점을 두며 급성기 케어, 재활, 만성 케어 병원 같은 다른 입원 시설들과 분리되어 있음. 정신 병동은 종합병원 내에 있는 하나의 병동으로 정신과 질환의 진단과 치료만 전문적으로 담당함

B8e. 지적장애인 거주지 — 지적장애를 지닌 사람들에게 서비스를 제공하는 거주지. 일반적으로 직원이 24시간 상주하는 가운데 단체로 생활하게 되지만, 가능한 한 독립적이고 능동적으로 지내도록 독려됨

방법

평가대상자의 입원 기록을 검토한다. 평가대상자와 가족에게 물어본다. 평가대상자의 담당 의사에게 물어본다.

기입

현재 입소를 시작한 날(B2 문항) 이전에 지난 5년 동안 평가대상자가 머물렀던 모든 시설이나 단체 거주지에 체크한다. 평가대상자가 돌아갈 원래 거주지(당시 "집"이라고 부르던 곳)를 가지고 있으면서 치료나 재활을 위해 잠시 머물렀던 곳은 제외한다.

주: p. 123, "평가대상자 거주지 분류" 표 참고

0. 아니요

1. 예

B9. 정신건강

목적

정신질환 또는 발달장애가 주 진단(primary diagnosis)인지 이차 진단(secondary diagnosis)인지의 여부를 기록하는 것

정의

평가대상자는 다음 중 하나에 해당한다.

- 정신분열증, 기분장애, 편집증, 공황장애, 기타 심각한 불안장애, 신체형 장애(somatoform disorder), 인격 장애, 기타 정신 장애(psychotic disorder), 만성 장애를 유발할 수 있는 또 다른 정신 장애(mental disorder)

- 그러나, 알츠하이머병이나 관련 장애를 포함해 치매가 주 진단인 경우나, 주요 정신 장애가 주 진단이 아닐 때 치매의 진단은 본 문항에 해당되지 않음
- 그리고 이러한 장애가 지난 3~6개월 전에는 평가대상자의 상태를 고려했을 때 적절했던 주요 삶의 활동에 기능적인 제한을 유발함
- 그리고 평가대상자의 치료 이력에, (a) 외래 진료에 비해 더 집중적인 정신과적 치료(예: 부분 입원 또는 완전 입원)를 지난 2년 중 한 번 이상 받은 적이 있거나 또는 (b) 지난 2년 동안 정신 장애로 인해 정상적인 삶이 심각하게 파괴되어, 집이나 치료적 거주 환경에서 기능 상태를 유지하기 위해 공식적인 보조 서비스가 필요했거나 혹은 경비원이나 경찰에 의한 중재가 있었던 적이 있음

방법

평가대상자의 기록만을 검토한다. "예"라고 기입하기 위해서는 이 내용이 적힌 서류가 있어야 한다(평가대상자나 가족이 말로 한 내용은 충분하지 않음).

기입

0. 아니요

1. 예

Section C
인지

기억하고, 의사 결정을 내리고, 일상적인 자가간호(self-care) 활동을 계획하는 일을 평가대상자가 실제로 얼마나 잘 수행하는가를 평가하는 것은 중요하다. 이 항목들은 평가대상자가 치료 방침이나 지시를 따를 수 있는 능력, 그리고 독립적인 의사 결정을 내릴 수 있는 능력에 영향을 미치므로, 케어 계획 수립과 관련된 많은 결정에 있어서 매우 중요한 요인들이다.

목적

기억하고, 조리 있게 사고하고, 매일의 자가간호 활동을 계획하는 데 있어서 평가대상자의 실제적인 수행을 평가하는 것. 이 문항들은 여러 가지 케어 계획을 결정하는 데에 매우 중요한 요소이다.

방법

인지 관련 모든 문항은 평가대상자의 실제 수행을 평가한다(예: 최근 또는 예전 사건들을 회상해 보도록 물어보거나 주요한 의사 결정을 요구하는 일을 수행해 보도록 한다).

인지 기능과 기억력은 어떤 사람들에게는 민감한 문제일 수 있어, 이러한 질문을 했을 때 방어적이 되거나, 불안해하거나, 매우 감정적인 반응을 보일 수 있다. 만약 평가대상자 스스로 자신이 질문에 조리 있게 대답할 수 없다는 것을 알고 있는 경우, 대상자는 비밀을 들킨 느낌을 갖거나, 창피해하거나, 좌절을 느낄 수 있다.

산만하지 않고 조용한, 비밀이 보장되는 장소에서(혼자 남겨져도 크게 불안해하지 않는다면, 가족이나 다른 사람들이 없는 곳에서) 면담을 실시하도록 한다. 질문할 때 평가대상자와 신뢰감을 형성할 수 있도록 비판적이지 않은 태도로 접근(nonjudgmental approach)하도록 한다. 대상자의 응답 후에 가족이나 다른 사람에게 이를 확인하여, 지난 3일간 대상자의 인지 기능에 대해 정확하고 타당성 있는 정보를 수집하도록 한다. 대상자의 의사소통 능력에 장애가 있는 경우에는 가족 및 다른 사람과의 면담이 특히 중요하다.

인지 기능 관련 평가를 할 때 다음과 같은 방법을 사용할 수 있다.

- 친밀한 관계를 형성하기 위해 일상적인 대화를 한다.
- 평가에 도움이 되는 정보를 찾기 위해 경청하고 열심히 관찰하도록 한다. 반복적인 행동, 무관심, 두서 없는 이야기, 방어적이거나 불안정한 행동은 면담을 진행하는 것을 방해할 수 있으나, 이런 행동들은 평가대상자의 인지 기능에 대한 중요한 정보를 주기도 한다는 것을 기억한다.
- 대화하는 동안 개방적이고, 지지적인 태도를 유지하며 안심시킨다(예: "가끔 기억력에 문제가 있습니까? 무슨 일이 있는지 말씀해 보세요. 저희가 도와드리겠습니다.").
- 만약 불안해한다면, 안심을 시키면서 인지 기능과 관련한 대화를 **중단**한다. 평가는 한 번에 완성될 필요가 없으며 전체 평가 기간 동안 지속할 수 있다. 예를 들어 불안해하는 평가대상자에게 "다른 얘기를 해 볼까요?", "지금 당장 얘기할 필요는 없어요. 다음에 해도 됩니다."라고 말한다. 이후 얼마 동안 인지적인 수행 능력을 좀 더 관찰하고, 안정되었을 때 질문을 더 하도록 한다.

C1. 일상적인 의사 결정을 위한 인지 기술

목적

매일 삶에서의 과업들과 활동들에 대해 일상적인 의사 결정을 내리는 일을 평가대상자가 실제로 얼마나 잘 수행하는가를 기록하는 것. 이 항목들은 추가적인 평가나 케어 계획의 수립을 위해 특히 중요하다. 왜냐하면, 직원들이 부지불식간에 평가대상자의 의존성을 강화시킬 수도 있는데, 이 항목들은 대상자의 실제 수행 능력과 현재의 수행 수준 간의 차이를 평가자에게 일깨워 줄 수 있기 때문이다.

정의

아래와 같은 일상생활 동작들을 예시로 사용할 수 있다.

- 옷 선택하기
- 언제 식사하러 가는지 아는가
- 일과를 계획하고 조직하기 위해 주변의 단서를 이용하는가(예: 시계, 달력, 향후 일정이 적힌 게시판)
- 주변의 단서가 없을 때, 일과를 계획하기 위해 적절하게 (즉, 반복해 묻지 않고) 가족에게 정보를 구하는가
- 일과를 조정하는 데에 있어 자기 자신의 강점과 약점을 알고 활용하는가(예: 필요할 경우 다른 사람에게 도움을 구함)
- 식당 같은, 어떤 장소에 어떻게 갈 수 있는지에 대해 적절한 의사 결정을 내리는가
- 워커나 다른 보조 기구 사용의 필요성을 알고 이를 꾸준히 사용하는가

방법

의무 기록지를 검토한다. 직접 관찰하고 평가대상자에게 질문을 한다. 요양보호사 또는 가능하다면 가족에게 질문한다. **질문들은 일상생활의 과업들을 어떻게 처리할지에 대해 평가대상자가 실제로 능동적으로 의사 결정을 내리고 있는가에 초점을 맞추어야 하며, 직원이나 다른 사람들이 생각하기에 대상자가 그렇게 할 수 있는지 없는지에 초점을 맞추어서는 안 된다. 즉, 이 문항의 목적이 대상자가 하고 있는 것(실제 수행 정도)을 기록하는 것임을 명심한다.** 만약 일상생활의 과업들과 관련하여 직원들이 대신 의사 결정을 한다거나, 대상자가 (능력 수준이 어떻든지에 관계없이) 의사 결정에 참여하지 않기로 한다면, 일상적인 의사 결정을 위한 인지 기술은 손상된 것으로 간주해야 한다.

기입

가장 적절한 대답에 맞는 번호를 기입한다. 만약 **"5"**번으로 기입했다면, Section C의 나머지 문항들과 Section D, E, F의 문항은 생략하고, 바로 Section G로 이동한다.

0. 독립적 — 의사 결정이 일관되며, 합리적이고 안전함(생활방식, 문화, 가치관이 반영됨)
1. 거의 독립적 — 익숙한 상황에서는 의사 결정이 합리적이고 적절하나, 새로운 업무나 상황에 닥쳤을 때만 어느 정도의 어려움을 느낌
2. 약간 손상 — 특정 상황에서만 반복적으로 의사 결정이 부적절하거나 위험하여 그런 상황에서는 지시나 감독이 필요함
3. 상당한 손상 — 의사 결정이 늘 부적절하거나 위험하여 일상생활을 계획하고 조정하고 수행하는 데에 있어 언제나 지시나 감독이 필요함
4. 심각한 손상 — 의사 결정을 전혀(거의) 하지 못함
5. 의식불명, 코마 — 응답할 수 없음[Section G로 이동]

C2. 기억/회상 능력

주: C1 문항에서 "5"를 기입한 경우에는 C2~C5의 문항 및 Section D, Section E, Section F 문항들은 기입하지 말고, Section G로 이동한다.

목적

최근 또는 예전의 사건들에 대해 기억하는 능력을 평가하고(단기 기억 및 상황 기억), 연속적인 동작을 수행해 보도록 하는 것(절차 기억)

C2a. 단기 기억 정상

정의

5분 후에도 기억을 하는 것으로 보인다.

방법

단기 기억 평가 시 선호되는 방법은 평가대상자에게 몇 분 동안 3개의 단어(예: 책, 시계, 탁자)를 기억하도록 하는 것이다. 먼저 평가자가 3개의 단어를 말한 후(평가자가 말한 것을 듣고 제대로 이해했음을 확인하기 위해), 평가대상자에게 이를 따라 말하도록 한다. 잠시 다른 화제로 대화를 한 후(침묵하거나 방을 떠나지는 말 것), 5분 이내에 각각의 물건 이름을 다시 말하도록 한다.

다른 방법으로는 평가대상자와 평가자가 함께 경험하여 정답을 확인할 수 있는 최근에 일어난 사건에 대해 묘사해 보도록 한다. 예를 들어 아침 식사 메뉴에 대해 물어보거나, 언제 마지막으로 진통제를 투여했었는지(의무 기록을 통해 정답을 확인할 수 있음), 최근에 수행한 다른 활동이 있었는지 등을 물어본다. 이때 의사소통에 장애가 있다면, 직원 또는 가족에게 평가대상자의 기억 상태에 대해 물어본다.

기입

만약 기억력에 문제가 있는 것으로 나타나면(예: 몇 개의 단어를 기억해 내는 데 너무 많은 시간이 소요되거나, 주어진 5분보다 먼저 지시를 수행해 버리는 경우), "1. 기억 문제 있음"에 기입한다.

0. 기억 정상

1. 기억 문제 있음

C2b. 장기 기억 정상

정의

오래전 과거의 일을 기억하는 것으로 보인다.

방법

평가대상자에게 의미가 있는 내용의 대화를 시도한다. 평가자가(다른 직원, 대상자의 가족, 의무 기록, 일반 상식 등을 통해) 답을 확인할 수 있는 질문을 한다. 의사소통에 장애가 있는 경우, 직원 또는 가족에게 기억 상태에 대해 물어보거나, 비언어적인 응답을 유도해 본다(예: 몇 명의 자녀가 있는가를 물은 후 그 수만큼 탁자를 두들기도록 함).

기입

만약 기억력에 문제가 있는 것으로 나타나면, **"1. 기억 문제 있음"**에 기입한다.

0. 기억 정상

1. 기억 문제 있음

C2c. **절차 기억 정상**

정의 여러 단계로 구성된 일을 지시나 암시 없이 모든 거의 모든 과정을 수행할 수 있다.

방법 직원 또는 가족에게 평가대상자가 여러 단계로 구성된 일(예: 옷 입기)을 수행할 수 있는 능력에 대해 물어본다.

기입 거의 모든 과정을 기억해야만 **"0. 기억 정상"**으로 기입할 수 있다. 만약 두 가지 절차 이상 수행하는 데에 어려움을 느낀다면 **"1. 기억 문제 있음"**으로 기입해야 한다.
주: 일련의 인지 활동을 필요로 하는 작업 수행 능력에 이상이 있는 것과 신체 기능의 장애를 혼동하지 말 것

C2d. **상황 기억 정상**

정의 현실지각능력(orientation)은 두 가지 문항으로 측정하는데, 자주 만나는 돌봄제공자의 이름과 얼굴을 인식하는 인지 능력과 자주 드나드는 장소(예: 침실, 식당, 거실, 치료실)의 위치를 기억하는 능력을 평가한다.

- **돌보는 사람의 이름과 얼굴 인식하기** — 가족, 낯선 사람, 방문객, 다른 입소(입원)자나 환자가 아닌 돌보는 사람을 구별해 낸다. 공식적으로 돌보는 책임을 맡은 모든 사람의 이름을 기억할 필요는 없으나, 이들을 다른 사람이 아닌 돌봄제공자(예: 간호사, 치료사)로 인식할 수 있다.
- **자주 드나드는 장소의 위치 기억하기** — 자주 드나드는 주요한 장소를 인지하고 찾아갈 수 있다(예: 침실, 식당, 활동실, 치료실 등 특정 공간의 용도를 제대로 인지한다).

기입 두 영역 모두에 문제가 없는 경우에만 "0. 기억 정상"으로 기입한다.
주: 두 가지 상황(예: 돌보는 사람의 이름/얼굴과 장소) 모두를 적절히 응답해야만 "0. 기억 정상"으로 기입할 수 있으며, 둘 중 하나 또는 두 영역 모두에 이상이 있는 경우 "1. 기억 문제 있음"으로 기입한다.

C3. 주기적인 사고/의식 이상

목적 섬망이 있음을 나타내는 행동 증상들을 기록하는 것. 대개 섬망(급성 정신착란 상태)은 감염이나 투약에 대한 반응과 같은 치료 가능한 질병에 의해 유발된다.
섬망의 특징은 종종 명백하게 행동 증상으로 나타나므로 관찰이 가능하다. 예를 들어 사고 이상(disordered thinking)이 있으면 두서 없고, 조리 없고, 일관되지 못한 말을 한다. 다른 행동 증상들은 아래 [정의] 영역에 기술되어 있다.

최근에 인지 기능이 급속하게 악화되었다면 이는 섬망일 가능성이 높으며, 즉각 발견하여 치료하면 충분히 원래 상태로 돌릴 수 있다. 섬망의 증상은 입소 초기에 인지 기능이 정상이었던 평가대상자에게서는 발견하기 수월하나, 이미 인지 기능 손상, 불안정, 소리 지르는 증상 등이 있었던 경우에는 섬망의 증상을 감별해 내기 어렵다. 하지만 기존의 기능 상태와 비교한 변화를 감지하여 섬망의 증상을 파악할 수 있다. 예를 들어 평소에 소란스럽고 다른 사람과 자주 싸우는 사람이 갑자기 조용하거나, 무기력하거나, 무관심한 상태가 되거나, 반대로 평소에 조용하고 문제가 없던 사람이 갑자기 불안정하거나 소란스러워진 경우이다. 또는 평소에 길을 잘 찾아서 이동하던 사람이 갑자기 길을 찾지 못하는 경우이다.

정의

C3a. 쉽게 산만해짐 — 예: 주의를 집중하기 어려움. 산만함

C3b. 혼란스러운 대화 — 예: 대화의 내용이 말이 되지 않고 부적절하거나, 주제가 산만하게 계속 바뀜. 생각의 흐름을 놓침

C3c. 하루 동안 정신 기능이 시간에 따라 변함 — 예: 어떤 때는 호전되고, 어떤 때는 악화됨

방법

지난 3일 동안 위와 같은 행동이 있었는지 평가대상자 본인이나 대상자를 잘 아는 사람에게 물어본다. 만약 있었다고 한다면, 그런 행동들이 평소와 다른지 확인한다.

기입

0. 이상행동 없음

1. 이상행동 보이나, 평소 기능과 일관됨

2. 이상행동 있으며, 평소 기능과 다르게 보임(예: 최근 발생하거나 악화됨. 몇 주 전과 달라 보임)

사고 이상 기입 방법의 예

K씨는 30년간 심장병으로 인한 심각한 이차적 기능장애를 겪고 있는 남편과 사별한 92세의 여자이다. 그녀의 담당 요양보호사는 지난 2일 동안 "그녀가 아닌 것 같다"고 보고하였다. 낮 동안 평소보다 자주, 그리고 오랜 시간 동안 낮잠을 자고, 잠에서 깨기 힘들어하며, 깨어 있어도 중얼중얼거린다. 그리고 자신이 하는 일에 집중하지 못하는데, 예를 들어 식사 시간에 음식을 먹기보다는 음식을 집어 들고서 포크로 무엇을 해야 할지 망설인다. 그러고는 잠시 동안 행동을 멈추고 눈을 감고 있다. 그리고 밤이 낮이라고 착각하여 일어나곤 하며, (이미 죽은) 남편을 만나러 가게 해 달라고 직원에게 소리를 질렀다. 침대 발치에서 침대를 넘어 내려오려는 행동이 3회 관찰되었다.

지표	기입
C3a. 쉽게 산만해짐	"2" (이상행동 있으며, 평소 기능과 다르게 보임)
C3b. 혼란스러운 대화	"2" (이상행동 있으며, 평소 기능과 다르게 보임)
C3c. 하루 동안 정신 기능이 시간에 따라 변함	"2" (이상행동 있으며, 평소 기능과 다르게 보임)

D씨는 알츠하이머병을 앓고 있으며, 의사 결정 능력이 오랫동안 악화되어 왔다. 그는 대개 시설 내 활동에 집중하지 못하고, 항상 산만하게 돌아다닌다. 거의 다른 사람들과 말을 잘 안 하는 편인데, 말을 한다 하더라도 말의 내용

이 논리적이지 않다. 종종 다른 누군가에게 말을 하는 듯하게 중얼거리거나 입술이 움직이는 것을 볼 수 있다. 평소 불안정하고 안절부절못하는 모습이 보이긴 하지만, 이는 새로 발생한 것은 아니며, 밤잠을 방해하지도 않는다.

지표	기입
C3a. 쉽게 산만해짐	**"1" (이상행동 있으며, 평소 기능과 일관됨)**
C3b. 혼란스러운 대화	**"1" (이상행동 있으며, 평소 기능과 일관됨)**
C3c. 하루 동안 정신 기능이 시간에 따라 변함	**"1" (이상행동 있으며, 평소 기능과 일관됨)**

C4. 평소 정신 기능 상태의 갑작스런 변화

정의

최근에 발생한 평소 상태와 다른 급격한 변화를 말하며, 안절부절못함, 기면 상태, 각성의 어려움, 변화된 환경 인식 등을 포함한다.

기입

0. 없음

1. 있음

C5. 90일 전(또는 마지막 평가 이후)과 비교한 의사 결정 능력의 변화

목적

지난 90일 전(마지막 평가 이후 90일이 지나지 않았다면, 마지막 평가 이후)과 최근의 의사 결정 능력의 변화를 비교하는 것. 그러한 변화는 일시적일 수도 있고 영구적일 수도 있으며, 원인(예: 향정신성 약물 투약 또는 통증 발현)을 알 수도 있고 모를 수도 있다. 만약 시설에 처음 입소했다면, 입소 전 기간 및 입소 이후의 변화를 **모두** 포함하도록 한다.

방법

본인 및 가족들에게 물어본다. 90일 전(마지막 평가 이후 90일이 지나지 않았다면, 마지막 평가 이후)과 현재의 의사 결정 능력을 비교해 보라고 물어본다. 90일이라는 기간을 잘 알려주기 위해 지난 3개월 전에 발생한 분명한 사건을 물어보면서 이 사건과 연관 지어 의사 결정 능력의 변화를 물어보도록 한다. 예를 들어 만약 3개월 전에 가족을 방문했다면, 그 여행 기간에는 얼마나 잘 의사 결정을 잘 내릴 수 있었는지를 물어본다.

기입

가장 적절한 응답에 맞는 번호를 기입한다.

0. 향상

1. 변화 없음

2. 저하

8. 불확실

의사 결정 변화 기입 방법의 예

G씨는 약 30일 전에 폐렴으로 인한 섬망이 있었다. 적절한 항생제, 수액 치료, 조용하고 지지를 받을 수 있는 환경에서 잘 회복되었다. G씨의 인지 능력은 폐렴을 앓기 전 상태 이상으로 좋아지지 않았고, 일상적인 의사 결정을 할 수 없는 상태이긴 하지만, 폐렴을 앓기 전 상태로 서서히 회복되고 있다.

"1" 변화 없음

P씨의 지적 능력은 정상이다. 2개월 반쯤 전에 딸로부터 자신의 이웃이자 오랜 친구였던 사람이 유럽 여행 중에 죽었다는 소식을 듣고는 그 사실을 받아들이기 힘들어 하였다. 그녀는 망연자실했고, 며칠 동안 혼란스럽고 당황스러운 듯하였다. 가족과 직원들의 도움으로 혼란 상태는 회복되었다. 아직 슬퍼하고 있긴 하나, 그녀의 인지 상태는 그 소식을 듣기 전 상태로 회복되었다.

"1" 변화 없음

F씨는 알츠하이머병을 앓고 있다. 2개월 전까지는 병세가 양호했는데, 담당 요양보호사는 3개월 전에는 자신의 방을 찾아갈 수 있었으나 현재는 찾아가지 못한다고 보고하였다. 그는 식당이나 활동실을 찾아가려 노력하지만 종종 길을 잃어버린다.

"2" 저하

F씨는 6주 전에 요양시설에 입소하였다. 입소 당시 그녀는 일상생활활동 시 의사 결정 능력, 장/단기 기억력과 회상 능력 등이 모두 양호하였다. 그 이후 그녀는 뇌졸중으로 쓰러져, 좌측 신체장애를 갖게 되었다. 이번 평가 기간 동안에 그녀의 의사 결정 능력은 매우 좋지 않았고, 새로운 신체장애 상태에 대해 잘 인식하지 못해 이동하거나 움직일 때 종종 위험한 상황을 맞곤 하였다. 직원들은 항상 그녀를 주의 깊게 지켜보고 있다.

"2" 저하

Section D

의사소통과 시력

D

의사소통 기능이 악화되는 이유는 다양하다. 어떤 사람들은 이를 노화 과정 때문이라 하고, 어떤 사람들은 점진적인 신체적·신경학적·정신적 장애와 관련이 있다고 한다. 나이를 먹어가면서 의사소통 문제는 여러 요인으로 인해 발생된다. 예를 들어 실어증과 영구적인 청력 손실이 동시에 있을 수 있고, 치매와 단어 선택의 곤란, 청력 장애가 함께 있을 수 있다. 게다가 평가대상자의 신체적·심리적·사회적 상태 또한 의사소통 문제를 복잡하게 만든다. 시끄럽거나 고립된 환경은 효과적인 의사소통 기회를 막을 수 있다.

이해력 부족(수용적 의사소통 장애, receptive communication deficits)은 청력, 이해력(말 또는 글), 표정 인식력(recognition of facial expressions)의 저하와 관련이 있을 수 있다. 의사 표현 능력 부족(표현적 의사소통 장애, expressive communication deficits)은 성량 감소나 발성 장애 또는 적절한 단어 찾기, 문장 구성력, 몸짓으로 표현하는 과정의 장애를 포함한다.

D1. 자신을 이해시키기(표현)

목적

언어적, 비언어적으로 특정 정보의 내용을 전달할 수 있는 능력을 기록하는 것

정의

이 문항은 말하기, 쓰기, 수화, 칠판 또는 이들의 조합을 통해(글자판이나 키보드 사용도 포함) 요청, 요구, 의견, 긴급한 문제, 사교적 대화를 표현하거나 의사소통하는 능력을 포함한다. 이 문항은 언어 이해 능력의 차이를 평가하는 것이 아니다(예를 들면 한국어를 쓰는 시설에 있는, 한국어가 모국어가 아닌 평가대상자의 경우 같은).

방법

평가대상자와 상호작용하면서 평가자와 소통하기 위한 대상자의 노력을 관찰하고 경청한다. 만약 평가대상자가 사용하는 의사소통에 필요한 기구가 있다면 평가 시에도 이를 사용하도록 한다. 다른 장소(예: 일대일, 그룹 활동 시, 가족과 함께 있을 때)나 다른 환경(예: 조용할 때, 혼란스러울 때)에서 다른 사람들과 어떻게 상호작용하는지도 관찰한다. (가능하다면 모든 근무 교대 시간에 걸쳐) 담당 요양보호사, 가족, 언어치료사의 의견을 참고한다.

기입

최근 3일 동안의 평가대상자의 의사 표현 능력에 가장 가까운 번호를 찾아 기입한다.

0. 이해시킴 — 생각을 표현하는 데에 어려움 없음

1. 대부분 이해시킴 — 단어를 찾거나 생각을 마무리하는 데에 어려움(반응 시간의 지연)이 있긴 **하지만**, 충분한 시간이 주어지면 도움을 거의 혹은 전혀 필요로 하지 않음

2. 종종 이해시킴 — 단어를 찾거나 생각을 마무리하는 데에 어려움이 있어, 대개 도움을 필요로 함

3. 가끔 이해시킴 — 어려움이 있긴 하지만, 최소한 기본적인 욕구(예: 음식, 음료, 수면, 배설, 통증)와 관련해서는 명확한 요구를 할 수 있음

4. **거의 혹은 전혀 자신을 이해시키지 못함** — 평가대상자가 내는 특정 소리나 몸짓을 겨우 직원이 해석할 수 있는 수준임(예: 돌봄제공자는 통증이나 배변 욕구의 신호를 해석하는 방법을 터득함)

D2. 다른 사람을 이해하는 능력(이해)

목적

말하기, 쓰기, 수화, 점자 등으로 표현된 언어 정보를 이해하는 능력을 기술하는 것. 이 문항은 대화 내용을 귀로 듣는 능력뿐만 아니라 언어를 처리하고 이해하는 능력도 측정한다.

정의

이 문항은 다양한 방법을 통해 표현된 말의 내용을 이해하는 능력에 관한 것이다. 필요하다면 보청기를 사용하도록 한다. 그러나 다른 종류의 언어를 사용함으로 인해 발생하는 문제인가를 평가하는 것이 아님을 명심하여야 한다.

방법

평가대상자와 상호작용을 해 보거나, (가능하다면 모든 근무 교대 시간에 걸쳐) 담당 요양보호사, 가족, 언어치료사의 의견을 참고한다.

기입

가장 적절한 번호를 기입한다.

0. **이해함** — 다른 사람이 말한 내용을 명확하게 이해하고 말이나 행동으로 이해했음을 표현함
1. **대부분 이해함** — 메시지의 내용이나 의도의 일부분을 놓치고 있지만 대화의 대부분을 이해함. 정보를 통합하는 데에 가끔 어려움이 있긴 하지만 대부분 말이나 행동으로 이해했음을 표현함
2. **종종 이해함** — 메시지의 내용이나 의도의 일부분을 놓치기는 하지만 반복이나 추가적인 설명을 통해 대화 내용을 종종 이해할 수 있음
3. **가끔 이해함** — 정보를 통합하는 데에 자주 어려움을 표현하고, 단순하고 직접적인 요청이나 지시에만 적절하게 반응함. 메시지를 고쳐서 말하거나, 단순화시키거나, 몸짓을 사용하면 이해가 증진됨
4. **거의 혹은 전혀 이해하지 못함**

다른 사람을 이해하는 능력 기입 방법의 예

J씨의 모국어는 중국어라서 한국어를 사용하는 직원들의 지시를 이해하지 못한다. 그렇지만 그녀의 남편이 와서 중국어로 통역을 해 주면 가끔은 혼란스러워 하긴 하지만 대개는 무엇을 의미하는지 이해한다. 그녀가 잘 이해하지 못할 때, 남편은 간단한 구조로 끊어 말하면서 그녀에게 "알아듣겠소?"라고 물으면서 그녀를 이해시킬 수 있다.

"2" 종종 이해함

** **근거:** 다른 언어를 사용한다는 점을 고려하더라도, J씨는 듣는 내용 중 일부를 놓치고 있으며, 완전히 이해하기 위해 추가적인 지시가 필요하다.

D3. 듣기 능력

목적

(필요하다면 보조 도구를 착용하고, 환경적인 조정을 한 상태에서) 지난 3일 동안의 듣기 능력을 평가하는 것

D3a. 듣기 능력

정의

평소에 착용하는 청력 보조 도구를 착용한 상태에서의 청력

방법

청력 상태는 평소에 소리를 들을 때와 똑같은 상태에서 평가해야 한다. 만약 평소에 청력 보조 도구를 사용한다면 이를 착용한 상태에서 평가해야 한다. 그리고 평가 시 영향을 미칠 수 있는 외부적 환경 (예: 근처에서 다른 사람들이 대화를 하거나 외부의 소음 등)을 고려해야 한다. 의무 기록지를 검토하고 가족, 직원, 가능하다면 언어 또는 청력 전문가(speech or hearing specialists)의 의견을 참고한다. 본인에게 청력에 대해 직접 물어보면서 관찰하고, 그룹 활동에서 다른 사람들과 어떻게 상호작용하는지 관찰한다. 그룹 여가 활동을 담당하는 사람에게 활동 참여 시 평가대상자가 어떻게 듣는지 물어본다.

평가자는 평가대상자와 의사소통하기 위해 무엇을 해야 하는지 알고 있어야 한다. 말을 좀 더 명료하고 천천히 하는 것, 더 크게 또는 몸짓을 더 많이 해야 하는 것도 청력에 문제가 있다는 단서이다. 청력에 문제가 있는 사람은 평가자가 말하는 것을 알아채기 위해 얼굴을 바라보거나, 면담을 진행하기 위해 좀 더 조용한 장소로 이동해야 한다.

기입

가장 적절한 번호를 기입한다.

0. **적절함** — 보통의 대화, 대인관계, TV 시청, 전화 사용 등에 어려움이 없음
1. **약간 어려움** — 조용하게 얘기하거나 2m 이상 떨어진 사람과의 대화 등에는 어려움이 있음
2. **상당히 어려움** — 보통의 대화를 알아듣는 데 어려움이 있어, 잘 듣기 위해서는 주위가 조용해야 함
3. **심각히 어려움** — 모든 상황에서 어려움이 있음(예: 말하는 사람이 크게 또는 매우 천천히 얘기해야 하거나, 평가대상자가 모든 말이 중얼거리는 것으로 들린다고 보고함)
4. **청력 없음**

듣기 능력 기입 방법의 예

평가자는 T씨의 부인이 T씨의 주의를 끌려고 할 때, 목소리를 크게 하는 것을 알아챘다. 그리고 T씨 부인은 T씨가 방이 조용하면 좀 더 잘 들을 수 있으며, T씨에게 말할 때는 평소보다 큰 목소리로 천천히 말하는 편이라고 하였다. 이로써 평가자의 관찰이 맞는 것이 확인되었다.

"3" 심각히 어려움

** **근거:** T씨는 조용한 환경이 필요할 뿐 아니라("2" 상당히 어려움), 평소에도 다른 사람들이 큰 목소리로 천천히 말해야 한다.

D3b. **청력 보조기 사용 여부**

정의 평소에 보청기나 다른 청력 보조기를 사용한다.

기입

0. 아니요

1. 예

D4. 시력

목적 적절한 조명하에서 평가대상자가 평소 사용하는 시력 보조기(안경이나 돋보기 같은)를 사용했을 때의, 근거리의 물체를 볼 수 있는 시력을 평가하는 것

D4a. 적절한 조명하에서 보기 능력

정의 적절한 조명하에서 평소에 착용하는 안경이나 다른 시력 보조기를 사용한 상태에서의 시력

적절한 조명 — 정상 시력을 가진 사람이 충분하거나 편안하다고 느낄 정도의 조명

방법 지난 3일 중 평가대상자의 평소 시력 양상에 어떤 변화가 일어나지 않았는지(예: 여전히 신문, 카드 등을 읽을 수 있는지) 평가대상자, 가족, 요양보호사(가능하다면 모든 근무 교대 시간에 걸쳐)에게 물어본다.

가까운 것을 볼 때 평소 착용하는 시력 보조기(안경이나 돋보기 같은)를 사용하여, 책이나 신문에 있는 보통 크기의 글씨를 볼 수 있는지 물어봄으로써 앞에서의 질문을 통해 알게 된 것들이 정확한지 평가한다. 그리고 큰 활자부터 시작하여 작은 활자까지 크게 읽어 보도록 한다.

문맹이거나 한국어를 읽지 못하는 사람도 있다는 사실에 주의해야 한다. 그런 경우는, 개별 글자나 숫자(날짜나 쪽수 같은)를 읽어 보게 하거나, 작은 그림에 있는 물건의 이름을 말해 보도록 한다.

시력을 평가하기 위한 지시를 이해하지 못하거나 수행하지 못하는 경우, 물체의 이동에 따라 눈이 움직이는지 관찰한다. 이 방법은 정확한 시력을 평가하기에 한계가 있지만, 시력이 있는지 없는지를 파악하는 데는 도움이 될 수 있다.

기입 가장 적절한 번호를 기입한다.

0. 적절함 — 책, 신문에 있는 보통 글씨를 포함하여 작은 글씨도 볼 수 있음

1. 약간 어려움 — 책, 신문의 큰 글씨는 볼 수 있으나 보통 글씨는 보지 못함

2. 상당히 어려움 — 시력에 제한이 있음. 신문의 헤드라인을 보지 못하지만, 주변에 있는 물체는 구별 가능함

3. 심각히 어려움 — 물체를 구분하는지 분명하지 않지만, 눈동자는 물체(특히 지나가는 사람)를 따라 움직이는 것으로 보임. 단지 빛, 색깔, 형체만 볼 수 있는 경우도 포함

주: 심각한 인지 기능 장애가 있는 평가대상자는 지시를 따르거나 자신이 보는 것을 말할 수 없기 때문에 시력 평가를 실시할 수 없다. 그러나 이러한 사람들 중 다수는 주변에 있는 물체가 움직일 때 눈이 따라가기도 한다. 이런 반응을 보인다면 **"3. 심각히 어려움"**에 표기한다. 이용 가능한 기술이 제한적인 상황에서 이 방법이 인지 기능이 손상된 대상자에게 적용할 수 있는 최선의 방법이다.

4. 시력 없음 — 전혀 볼 수 없음. 눈동자는 물체(특히 지나가는 사람)를 따라 움직이지 않음

시력 기입 방법의 예

시력과 관련한 질문을 했을 때, C씨는 항상 안경을 쓰고 다니는데 만약 쓰지 않으면 보는 데 어려움이 있다고 하였다. 그녀는 의자에 앉아 신문을 읽고 있다.

"0" 적절함

** **근거:** 항상 안경을 끼고 있기 때문에 문제 없이 잘 볼 수 있다. 즉, 현재 사용하고 있는 안경이 시력의 제한 없이 물체를 잘 볼 수 있게 해 준다.

D4b. **시력 보조기 사용 여부**

목적 평소에 시력 보조기를 사용하는가를 평가하는 것

정의 지난 3일 동안 언제든 시력 교정을 위한 보조기(예: 안경, 콘택트렌즈, 돋보기)를 사용하였다.

기입 **0. 아니요**

1. 예

Section E

기분과 행동

기분장애는 그 자체로 심각한 상태이며, 삶의 질을 저하시키고, 치료에 대한 반응 및 순응도를 저하시키며, 좋지 않은 치료 성과가 나타날 위험을 높인다. 우울은 발견되지 않는 경우가 종종 있기 때문에 효과적인 치료 방법이 있다 하더라도 적절히 관리되지 못하였다. 기분장애 관련 요인으로는 요양시설에의 부적응, 기능 상태 저하, 일상적인 케어 거부, 활동 참여의 어려움, 고립, 동반질환(comorbidity), 인지 기능 손상, 통증에 대한 민감도 증가 등이 있다.

기분장애가 있거나 행동 증상을 보이는 평가대상자의 평가에 대한 구체적인 교육을 받은 직원이 없는 시설에서는 정신건강 전문가의 지도하에 시설 내에서 프로그램을 운영하는 것을 추천한다. 정신건강과 관련한 임상 평가 지침(CAPs)(예: 기분·행동 장애)에 대한 구체적인 검토를 하는 것이 도움이 될 것이다. 이 평가는 이러한 문제를 가지고 있는 평가대상자들을 발견해 내고, 추후 계획을 세우는 데에 매우 중요한 첫 단계가 될 것이다.

E1. 우울, 불안, 슬픔의 가능성을 보여주는 지표

목적

원인이라고 여겨지는 것이 무엇인지에 상관없이, 지난 3일 동안 또는 그 이전의 시간 동안 관찰된 지표 및 빈도를 기록하는 것. 어떤 경우는 이 지표가 지난 3일 동안 관찰되지는 않았으나, 이에 해당하는 기분 상태가 지속되었으며 현재 케어 요구에 중요한 영향을 미칠 수도 있다. 본 도구의 다른 문항들과 함께 고려하면, 이 지표들은 기분 상태의 심각도에 대한 정보를 제공해 줄 수 있다.

정의

정신 상태를 나타내는 지표들은 언어적으로 표현되거나, 일상생활에서 관찰될 수 있는 비언어적인 지표나 행동들로 나타난다.

E1a. **부정적인 말을 함** — 예: "다 부질없어", "차라리 죽는 게 낫겠어", "무슨 소용이 있어?", "너무 오래 살았어", "죽게 내버려 둬"

E1b. **자신 또는 타인들에 대해 늘 화가 나 있음** — 예: 쉽게 화를 내며, 받는 케어에 대해 화를 냄
• 화를 말로 표현하는 것, 비언어적이거나 행동으로 표출되는 것 모두 잘 파악하도록 함

E1c. **비현실적인 두려움을 언어적, 비언어적으로 표현** — 예: 버려지는 것, 혼자 남겨지는 것, 타인들과 함께 있는 것에 대한 공포, 특정한 사물이나 상황에 대한 극심한 공포

E1d. **반복적으로 건강 문제 호소** — 예: 지속적으로 의료적 관심을 요구하고, 신체 기능에 대해 끊임없이 걱정함

E1e. **반복적으로 불평하거나 염려함(건강 관련 문제는 아님)** — 예: 스케줄, 식사, 세탁, 옷, 대인관계 등에 대해 지속적으로 주의와 확인을 요구함

E1f. **슬프거나, 고통스럽거나, 걱정스러운 표정을 함** — 예: 찌푸린 이마, 지속적으로 얼굴

을 찡그림

E1g. 울거나 눈물 어림 — 기분장애는 이러한 비언어적 지표로 표현되기도 함

E1h. 매우 안 좋은 일이 곧 일어날 것이라는 말을 자주함 — 예: 곧 죽거나, 심장마비가 올 것 같다고 믿음

E1i. 관심있었던 활동을 중지 — 예: 오랜 기간 해 오던 활동, 가족, 친구들과 함께 시간을 보내는 것

- 오랜 기간 지속해 오던 활동이나 오랫동안 친하게 지내던 사람들과의 관계가 눈에 띄게 감소된 것과 관련 있음

E1j. 사회적 교류 감소

- 이것은 친밀함의 정도와 관계없이, 주변 사람들과의 전반적인 교류 수준의 변화와 관계가 있음

E1k. 언어적, 비언어적으로 삶에 즐거움이 없음을 표현(무쾌감증) — 예: "난 더 이상 아무것도 즐겁지 않아요."

- 이것은 무쾌감증을 측정하는 문항으로, 평소에는 기뻐할 만한 일이나 상황에서 더 이상 기뻐하지 않음

방법

정신 상태와 관련한 검사는 가능한 한 직접 면담을 실시한다. 평가대상자가 예전에 한 말이나 이러한 기분과 관련 있는 언어적·비언어적 징후를 관찰했다고 했던 다른 사람들의 의견을 잘 기억해 두어야 한다.

어떤 사람들은 자신의 기분에 대해 좀 더 언어적인 방법으로 직접적으로 표현하기도 하지만, 직접적으로 물어볼 때만 자신의 기분을 얘기하는 사람도 있다. 울음과 같이 문제가 될 만한 기분장애의 징후가 있었다고 본인이 직접 말하거나 다른 사람이 보고하는 경우, 이러한 상태가 얼마나 오랫동안 지속되어 왔는지 물어본다.

적절한 단어 선택의 어려움이 있거나, 지남력(insight)이나 인지 능력이 부족한 평가대상자의 경우 자신의 감정을 명확히 표현하는 데에 어려움이 있으므로 이러한 사람들은 지난 3일간의 평가 기간 동안 계획된 평가 시간뿐만 아니라 가능한 한 직접 대면하여 이러한 지표들을 주의 깊게 관찰하도록 한다.

이러한 지표들은 문화적 차이에 따라 달리 나타날 수도 있음을 기억해야 한다. 어떤 사람들은 문화적 규범으로 인해 정신건강 관련 문제, 감정, 기분 등을 적극적으로 표현하거나 반대로 잘 표현하지 않을 수 있다. 그 사람의 문화적 배경에 대한 이해를 바탕으로 이러한 지표들에 대해 평가자가 임의로 해석하지 않도록 조심한다. 반면에 감정 표현을 잘 하지 않는 문화에 속한 평가대상자들이 나타내는 이러한 지표들은 더욱 민감하게 다루어야 한다.

평가대상자의 전형적인 기존 행동에 대해 잘 알고 있는 직접 돌봄제공자나 의사, 가족, 친구들의 의견을 참고한다. 의무 기록의 구체성이 시설마다 다르긴 하지만 의무 기록에서 관련 정보를 찾을 수도 있다. 평가대상자가 보고한 것, 평가자가 관찰한 것, 다른 사람이 보고한 것이 다를 경우 가장 적절한 응답이 무엇인지 결정하기 위해 평가자의 임상적인 판단을 사용하도록 한다.

기입

지난 3일간 평가대상자와 상호작용하거나 관찰한 결과를 기반으로 하여 평가자가 생각하는

지표의 원인이 무엇이든 간에 상관없이 평가대상자의 행동을 바탕으로 각각의 지표에 대해 점수를 매기도록 한다. 하루 중 이러한 지표가 나타난 빈도와 관계없이, 지표가 나타났는지 여부와 며칠 동안 나타났는지에 대해 기입하는 것임을 명심한다.

0. 없음

1. 있으나, 지난 3일 동안 나타나지 않음 — 지난 3일 동안 나타나지는 않았지만, 이런 징후가 분명 있는 것을 평가자가 아는 경우에만 선택

2. 지난 3일 중 1~2일 정도 나타남

3. 지난 3일 동안 매일 나타남

기분 기입 방법의 예

F씨는 최근에 입소하였다. 그는 딸이 방문할 때 속상해하고 화를 낸다. 딸은 지난 주 매일 F씨를 방문하였다. 그는 "내 딸이 나를 이런 형편 없는 곳에 데려다 놨다"며 딸과 직원들에게 불평을 한다. "나를 자기 집에 데려가기 싫어서" 그랬다며 질책을 하고, "은혜도 모르는 딸"이라며 화를 낸다. 그녀가 가고 나면 그는 후회하고 슬퍼하며, 눈물을 흘리며 "무슨 소용이 있겠어. 난 아무 쓸모 없는 사람이야. 아내가 죽을 때 같이 죽었어야 했어."라고 말한다.

"3. 지난 3일 동안 매일 나타남" : a. 부정적인 얘기를 함, b. 자신 또는 타인들에 대해 늘 화가 나 있음, f. 슬프거나, 고통스럽거나, 걱정스러운 표정을 함, g. 울거나 눈물 어림

"0. 없음" : 다른 문항들

E2. 스스로 표현한 기분

목적

지난 3일 동안 평가대상자 스스로가 보고한 기분 상태를 기입하는 것. 어떤 경우는 대상자가 지난 3일 동안에는 해당 기분 상태가 없었지만, 최근까지 "이런 문제가 있고 진행 중이다(present and active)"라고 보고하기도 한다.

정의

이 문항들은 평가대상자가 주관적으로 세 가지 차원의 기분 상태(예: 행복, 불안, 불쾌)를 평가한 것을 기입한다.

"지난 3일 동안, 얼마나 자주 이런 느낌이 들었나요?"

E2a. 평소 즐기던 활동들이 흥미롭거나 즐겁지 않음

E2b. 불안하고, 안절부절못하고, 걱정스러움

E2c. 슬프거나, 우울하거나, 절망적임

방법

평가자가 기분 상태를 평가하는 문항들에 대한 기입을 마친 후, 본 문항들에 대해 평가대상자에게 직접 물어본다. 각각의 문항에 대해 **대상자의 응답만을** 활용하여 기입해야 한다. 대상자

의 기분 상태에 대한 평가자의 추론에 기초하여 기입하거나 가족, 친구 및 다른 정보제공자의 응답을 근거로 기입하지 않도록 한다. 이 3개의 문항들은 엄격히 자가보고 방식으로 다루어져야 한다. 만약(예를 들어 인지 기능 손상으로 인해) 평가대상자가 응답을 할 수 없거나, 응답을 거부하는 경우, 이 문항들에 대해 고민하거나 다른 응답으로 대치하거나 하지 말고, **"8. 응답 불가"**에 기입한다.

기입

원인과 상관없이 지난 3일 동안 **문항에 나열된 기분 상태를 느낀 적이 있거나, 있다면 얼마나 자주 느꼈는지에 대한 응답을** 활용하여 기입한다. 하루 중 이러한 기분을 느낀 빈도와 관계없이, 이러한 기분이 있었는지와 있었다면 며칠 동안 있었는지에 대해 기입하는 것임을 명심한다. 응답을 할 수 없거나 하고 싶지 않은 경우는 **"8. 응답 불가"**에 기입한다. 다음 보기를 사용하여 기입한다.

0. 지난 3일간 없음

1. 지난 3일간은 없었지만, 종종 그렇게 느낌 — 지난 3일 동안에는 없었지만, 자주 이런 기분이 들고 진행 중이다(frequently **present** and **active**)라고 응답하는 경우에만 선택

2. 지난 3일 중 1~2일 정도 있었음

3. 지난 3일 동안 매일 있었음

8. 응답 불가

E3. 문제행동 증상[한국]

목적

원인과 상관없이 지난 3일 또는 그 이전에 문제행동 증상이 나타난 빈도를 파악하는 것. 곤란한 상황을 유발하거나, 평가대상자에게 잠재적으로 해가 되거나, 평가대상자가 거주하는 곳에 함께 있는 다른 사람들을 힘들게 하는 문제행동이 초점이다. 이 문항들은 일부 의료 전문가들이 "공격적이거나 흥분된(combative and agitated)" 상태라고 여길 수 있는 평가대상자의 문제행동을 찾아내기 위해 설계되었다. 문제행동 증상들을 파악하고 기록하는 것은 문제행동 증상의 심각한 정도 및 빈도를 감소시키는 데에 도움을 줄 수 있는 추가적인 평가, 케어 계획, 지속적이고 적절한 케어를 제공하기 위한 기초를 제공한다.

정의

E3a. 배회 — 목적 없이 움직임. 물리적 혹은 안전과 관련한 필요에 대해 전혀 신경 쓰지 않는 듯함. 배회 행동은 목적이 있는 행동(예: 배가 고파서 음식을 찾기 위해 시설을 돌아다니는 것)과는 구별되어야 함. 배회는 걷는 것이나 휠체어를 탄 것으로 관찰될 수 있음. 앞뒤로 왔다 갔다 하는 것은 배회에 포함되지 않음

E3b. 언어적 학대 — 예: 다른 사람을 위협하거나, 소리를 지르거나, 저주를 퍼부음

E3c. 물리적 학대 — 예: 다른 사람을 때리고, 할퀴고, 성적으로 학대함

E3d. 사회적으로 부적절하거나 파괴적인 행동 — 예: 요란스러운 소음을 냄, 소리를 지름, 음식물이나 똥을 바르거나 던짐, 물건을 쌓아 둠, 다른 사람의 물건을 뒤짐

E3e. 다른 사람들 앞에서 부적절한 성적 행동이나 옷을 벗는 행동 — 성적인 행동은 보통의

사회적 규범에 부합하지 않는 경우에 부적절하다고 판단됨(예: 일부러 옷을 벗음, 공공장소나 다른 사람이 있는 데에서 자위를 함, 부적절한 성적인 동작이나 신체 접촉을 함). 사적으로 행해진 성적 활동(예: 혼자 있을 때 하거나 성인들끼리 합의하에 이루어진 경우)은 여기에 포함되지 않음. 공공장소에서 옷을 벗는 것은 일부 지역에서는 법률을 어기는 행위로 간주됨. 이러한 행동의 발생 유무와 빈도를 기입하며, 그 의도에 대해서는 고려하지 않음. 예를 들어 사적인 공간이 없어 공적인 공간에서 옷을 벗었다고 하더라도 "1" 이상의 항목을 기입해야 함

E3f. **케어에 대한 저항** — 예: 약을 먹는 것, 주사 맞는 것을 거부함. ADL 또는 식사 보조 및 체위 변경 시 돌봄제공자를 밀침. 이 항목은 평가대상자가 케어 과정을 따르지 않기로 사전 동의를 한 경우는 포함하지 않음(예: 평가대상자가 치료 거부 권리를 행사했거나, 치료를 재시도하려는 사람들에게 부정적인 반응을 보이는 경우). 거부의 형태는 언어적이거나 신체적일 수 있음(예: 언어적으로 케어를 거부함, 돌봄제공자를 밀쳐 냄, 돌봄제공자를 할퀴 등). 이러한 행동들이 긍정적인지 부정적인지 단정지을 수는 없지만, 본 문항은 중재에 대한 평가대상자의 반응에 관한 정보를 제공하고, 케어 계획을 수립하기 위한 원인들에 대한 추가적인 탐색을 촉진하기 위한 것임. 그러한 원인에는 통증에 대한 두려움, 낙상에 대한 두려움, 이해 부족, 분노, 불충분한 인간 관계, 케어 결정 과정에 참여하고자 하는 열망, 투약 오류나 부적절한 케어와 관련한 과거 경험, 제공되고 있는 케어를 수정하고 싶은 욕구 등이 있음

E3g. **초조** — 예: 안절부절못하는 행동 등을 보임

방법

개별 문제행동이 발생했었는지 가족이나 돌봄제공자에게 물어본다. 평가대상자에게 발생한 문제행동 증상에 대해 객관적인 시각을 갖고 행동 자체에 초점을 맞추되 그 의도는 고려하지 않는다. 특정 문제행동 증상 이면에 있는 의미를 파악하는 것은 쉽지 않으므로, 문제행동 증상의 발생 여부 및 빈도에 대해 기입함으로써 평가를 시작하는 것이 중요하다. 평가대상자의 이런 문제행동에 익숙해져 있거나 대상자의 의도를 축소시키려 하는 사실들(예: "그는 실제로 다른 사람을 다치게 할 의도가 아니었어요. 단지 놀라서 그랬어요.")은 문항 기입 시 고려하지 않도록 하며, 대상자에게 문제행동 증상이 나타났었는가 여부에 기초하도록 한다.

평가 기간 동안 평가대상자를 관찰한다. 대상자에게 케어를 제공하려는 직원의 시도에 어떻게 반응하는지 관찰한다. 가족 또는 모든 교대 근무 시간 동안 직접 돌봄제공자들의 의견을 참고한다. 문제행동 증상은 평가자가 근무하지 않는 시간에 나타날 수도 있으므로, 직접 대상자를 대면하는 요양보호사들이나 다른 돌봄제공자들(예: 사회복지사, 심리 치료사)로부터 자료를 확인하는 것이 특히 중요하다.

또한 이러한 행동이 병동의 당연한 모습(unit norm)의 일부라는 생각으로(예: 심각한 인지장애가 있는 평가대상자를 케어하는 직원들은 배회나 소음 발생 등에는 익숙해져 있을 수 있음), 문제행동 증상이 있더라도 보고하지 않을 수도 있다는 가능성에 주의한다. 지난 3일 동안 개별 대상자들에게 발생하는 문제행동에 초점을 맞추어야 한다. 마지막으로, 완전한 정보를 제공하지는 않을 수도 있지만, 의무 기록을 검토한다.

기입

원인과 상관없이, 지난 3일간 나타났던 문제행동 증상을 기입한다. 하루 중 이러한 문제행동이 나타난 빈도와 관계없이, 이러한 문제행동 증상의 유무와 증상이 나타난 일수에 대해 기입

하는 것임을 명심한다. 다음 보기를 사용하여 기입한다.

0. 없음

1. 있으나, 지난 3일 동안 나타나지 않음 — 지난 3일 동안 나타나지는 않았지만, 평가자가 이러한 문제행동 상태가 분명히 있는 것을 아는 경우에만 선택한다.

2. 지난 3일 중 1~2일 정도 나타남

3. 지난 3일 동안 매일 나타남

문제행동 증상 기입 방법의 예

W씨는 치매 환자로 일상생활에 대한 의사 결정 능력이 매우 손상되었다. 그는 하루 종일 배회하고, 청력이 매우 나쁨에도 불구하고 보청기 끼는 것을 거부한다. 다른 사람에 의해 쉽게 두려움을 느끼고, 누군가 찾아왔을 때에 가만히 있지 못한다. 예전에(지난 주에는 없었지만) 그의 배회를 고쳐 보려고 여러 번 시도했지만 그때마다 직원들을 때리고 밀쳐 냈다. 시간이 지나면서 직원들은 평가대상자가 구조화된 시설 안에서 배회하는 동안 가장 편안해하는 것을 알아냈다.

E3a 배회 : "3" 지난 3일 동안 매일 나타남
E3b 언어적 학대 : "0" 없음
E3c 물리적 학대 : "1" 있었지만 지난 3일 동안 나타나지 않음
E3d 사회적으로 부적절하거나 파괴적인 행동 : "0" 없음
E3e 다른 사람들 앞에서 성적인 행동이나 옷을 벗는 행동 : "0" 없음
E3f 케어에 대한 저항 : "0" 없음
E3g 초조 : "0" 없음

요양보호사는 M씨가 흥분한 상태에서 룸메이트의 서랍을 뒤지고 있는 것을 발견하였다. 이것은 지난 3일 중 2일 동안 발생하였다. 요양보호사가 M씨를 침대에 데려다 주려고 하자, 매우 화를 냈고, 그녀에게 계속 소리를 질렀다. M씨는 요양보호사가 자신의 물건을 훔쳤다며 그녀를 고소하였다.

E3a 배회 : "0" 없음
E3b 언어적 학대 : "2" 지난 3일 중 1~2일 정도 나타남
E3c 물리적 학대 : "0" 없음
E3d 사회적으로 부적절하거나 파괴적인 행동 : "2" 지난 3일 중 1~2일 정도 나타남
E3e 다른 사람들 앞에서 성적인 행동이나 옷을 벗는 행동 : "0" 없음
E3f 케어에 대한 저항 : "0" 없음
E3g 초조 : "0" 없음

Section F

사회심리적 안녕

F1. 사회적 관계

목적

평가대상자의 대인관계 유형과 사회적 환경에 대한 적응에 대해 기록하는 것. 평가대상자가 사회적 활동, 의미 있는 역할, 일상 활동에 참여하는 정도를 평가한다.

정의

F1a. 오랫동안 즐겨 오던 사회 활동에 참여함 — 평가대상자는 오랫동안 즐겨 오던 사회 활동에 참여함. 활동의 범위는 매우 다양하고, 적어도 한 명 이상의 사람들과 함께 어울려야만 활동으로 간주될 수 있음(예: 비공식 클럽 미팅 참석, 빙고나 카드 게임, 종교 활동 참여, 비공식 토론 그룹 참여)

F1b. 오랫동안 알아 왔던 지인이나 가족을 만남 — 가족, 친구, 이웃이나 지역사회 단체 또는 종교 단체 지인과 같이 오랜 기간 동안 알아 왔던 사람들이 평가대상자를 방문함. 유료 서비스 제공자나 자원봉사자 또는 새로운 사람들의 방문이 아닌 기존에 알고 지내던 비공식적 관계에 초점을 맞추어야 함

F1c. 오랫동안 알아 왔던 지인이나 가족과 전화, 이메일 등을 통해 접촉함 — 가족, 친구, 이웃이나 지역사회 단체 또는 종교 단체 지인과 같이 오랜 기간 동안 알아 왔던 사람들이 전화를 하거나 이메일을 보내 평가대상자와 접촉함. F1b 문항과 같이 유료 서비스 제공자나 자원봉사자 또는 새로운 사람들의 방문이 아닌 기존에 알고 지내던 비공식적 관계에 초점을 맞추어야 함

방법

평가대상자에게 의견을 물어본다. 어떤 활동에 참여하면서 즐기고 있는가? 가장 최근 활동에 참여했던 때가 언제인가? 누가 방문하고 있으며, 가장 최근에 누군가가 평가대상자를 방문했던 때가 언제인가? 대상자가 가족이나 친구와 접촉하는 다른 방법(예: 전화, 이메일)이 있는가? 대상자가 불행하다면 구체적으로 무엇에 대해 불행해하는가?

가능하다면 평가대상자를 자주 방문하거나 접촉하는 가족과 친구들과 얘기해 본다. 담당 요양보호사는 대상자를 방문하거나 접촉하는 사람들에 대해 잘 알고 있을 수 있다. 그리고 대상자가 최근에 가장 자주 참여한 사회 활동에 대해 알려 줄 수 있다.

기입

각 문항에 대해 가장 최근에 발생한 때를 기입한다.

0. 전혀 없음

1. 30일보다 이전

2. 8~30일 전

3. 4~7일 전

4. 지난 3일 이내

8. 판단 불가

주: 평가대상자나 다른 정보원들로부터 대상자의 사회적 관계에 관한 정보를 얻을 수 없는 경우 "8. 판단 불가"에 기입

F2. 참여감/소속감

목적

평가대상자가 장기요양시설에서의 생활에 참여하는 정도와 다양한 사교/오락 프로그램(혼자 하는 활동 포함)에 얼마나 주도적으로 참여하는가를 평가하는 것

정의

F2a. 다른 사람과 쉽게 교제함 — 평가대상자가 평가자와 함께 있을 때 어떻게 행동하는지와 다른 직원, 입소(입원)자, 방문객들이 있을 때 어떠한지에 대한 보고 자료들을 모두 살펴보도록 함. 다른 사람들과 함께 있는 것을 피하고 대부분의 시간을 혼자 지내거나 다른 사람이 방문했을 때 불안해하는 평가대상자는 "다른 사람과 쉽게 교제함"에 해당하지 않음

F2b. 계획된 활동에 쉽게 참여함 — 평가대상자가 계획된 사교적·오락적 활동에 어떻게 반응하는지 살펴보고, 언어적·비언어적 단서에 기반하여 구조화된 활동에 대해 얼마나 편안해하는지를 살펴보도록 함. 구조화된 그룹 활동에 계속 함께 있지 못하거나, 방해하는 행동을 보이거나, 자꾸 떠나려 하거나, 그러한 활동에 참석하는 것을 거부하는 평가대상자는 "계획된 활동에 쉽게 참여함"에 해당하지 않음

F2c. 대부분 그룹 활동 초대를 받아들임 — (추후에 활동이 자신과 맞지 않아 떠난다 하더라도) 그룹 활동에 참여하려고 시도하거나, 가끔 그룹 프로그램에 참석하는 것을 거부하는 평가대상자는 "대부분의 그룹 활동 초대를 잘 받아들임"에 해당함

F2d. 시설 내 생활 참여 추구함 — 예: 친구를 사귀거나 유지하기, 그룹 활동에 참여함, 새로운 활동에 대해 긍정적으로 반응함, 종교 모임에서 봉사함. 일반적으로 평가대상자 자신이 그 시설의 일부인 것처럼 시설 내 활동에 참여하고, 다른 사람들과 어울리고, 활동에 대해 논의하는지 살펴보도록 함. 요양시설이라는 공동체에 대한 소속감을 나타내는 평가대상자는 "시설 내 생활 참여 추구함"에 해당함

F2e. 다른 사람과의 교제를 먼저 시도함 — 평가대상자가 대화를 하거나 운동 그룹과 같은 사교 활동에 참여를 하기 위해 다른 사람에게 접근하는 정도를 고려하도록 함

F2f. 다른 사람이 먼저 시도한 교제에 긍정적으로 반응함 — 다른 사람이 다가왔을 때, 평가대상자는 제안된 활동에 참여하거나 다음 번에 참여하기로 약속함

F2g. 매일 반복적인 일과의 변화에 쉽게 적응함 — 평가대상자는 일상적인 것들의 변화에 상당히 편안해함(예: 직원의 이직 또는 재배치, 새로운 치료나 투약, 활동이나 식사 프로그램의 변경, 새로운 룸메이트, 가족이나 친구들의 방문 형태가 변함)

방법

본 문항은 지난 3일 동안 다양한 곳(예: 자신의 방, 식당, 활동실)과 다양한 상황(예: 혼자 있을

때, 일대일 상황, 그룹 활동 시)에서의 평가대상자의 행동(언어적, 비언어적)을 객관적으로 관찰을 통해 확인 후 응답해야 한다. 주요 정보원은 평가대상자 자신이다. 평가대상자의 인식(어떻게 느끼는지)과 어떻게 하는 것을 좋아하고, 특정 상황에서 어떻게 반응하는지를 물어본 후, 평가대상자와 꾸준히 접촉하는 직원(예: 요양보호사, 활동 운영 직원, 사회복지사, 재활을 받고 있다면 치료사)과 대화하도록 한다. 평가대상자 자신이 어떻게 생각하는지와 실제 어떻게 행동하고 있는지 사이에 차이가 있을 수 있다는 것을 기억한다. 평가자는 최선의 임상적인 판단을 내려서 문항 기입과 케어 계획의 기초 자료로 활용한다.

기입

0. 없음

1. 있으나, 지난 3일 동안 보이지 않음

2. 지난 3일 중 1~2일 동안 보임

3. 지난 3일 중 매일 보임

참여감/소속감 기입 방법의 예

지난 6개월 동안 A씨는 흰 알약 2개, 파란 알약 1개, 노란 알약 1개, 오렌지색 손잡이가 달린 흡입기 2회 분무를 처방받아 왔다. 그런데 제약회사가 최근에 흡입기의 포장을 바꿨다. A씨는 파란색의 새로운 흡입기를 받았고, 색깔만 다를 뿐 같은 약이라는 설명을 들었다. 그러나 그녀는 불안해하고 화를 냈다. A씨가 새로운 흡입기를 사용하기까지 간호사는 많은 인내와 재확인시키는 과정이 필요하였다. 현재 A씨는 새로운 흡입기를 사용하고 있지만, 이러한 상황이 며칠 전에 발생하였다.

F2g. 매일 반복적인 일과의 변화에 쉽게 적응함 : "1. 있으나, 지난 3일 동안 보이지 않음"

F3. 불편한 관계

목적

직원, 가족, 다른 입소(입원)자들을 포함한 타인들과 평가대상자와의 관계의 질과 특징을 알아보는 것

정의

F3a. 다른 입소자들과 갈등이 있거나, 반복적으로 다른 입소자들에 대해 비난함 — 다른 사람들에게 언어나 행동으로 지속적으로 적대감을 표현하거나 험담을 함. 이 문항은 평가대상자와 욕실만 같이 쓰는 "욕실메이트(bathroom mate)"도 포함됨. 종종 룸메이트를 바꿔 달라고 하거나, "욕실메이트"가 욕실을 너무 오래 쓴다며 불평을 하거나, 룸메이트가 자신의 물건을 뒤진다는 불평, 룸메이트에 대한 신체, 정신, 행동 상태와 관련한 불평으로 나타날 수 있음. 룸메이트의 관계와 관련된 다른 문제의 예로는 수면 시간의 차이(일찍 잠듦 vs.TV를 보다가 늦게 잠듦), 개인 공간 정리의 차이(정리정돈 vs. 어질러짐), 룸메이트가 전화를 너무 오래 사용하거나 코를 골거나 실금이나 나쁜 개인 위생으로 인한 냄새 등이 있음

F3b. 직원과 갈등이 있거나, 반복적으로 직원에 대해 비난을 함 — 한 명 이상의 직원에게 상당히 지속적으로 언어나 행동으로 적대감을 표현하거나 험담을 함. 다른 직원에게 어떤 직원에 대해 험담을 하고, 직원과 싸우거나 소리를 지르며, 치료적 그룹 활동 시간에 그룹을 방해할 만큼 직원을 비난하거나, 시설 내의 일상생활활동에 대해 항상 찬성하지 않음. 이 문항은 왜 이러한 문제가 발생했는가 또는 어떻게 치료될 수 있는가와 상관없이 "1. 있음"에 기입할 수 있음

F3c. 시설 직원이 그 평가대상자를 대하는 것에 대해 지속적으로 어려움을 보고함 — 한 명 이상의 직원이 대상자와의 관계에서 현재 또는 반복적으로 또는 계속적인 좌절을 느끼고 있음을 보고함. 직원은 또한 대상자와의 관계에서 어려움이 있다는 것을 비언어적으로 (예: 표정, 신체 동작) 표현할 수도 있음

F3d. 가족이나 가까운 친구들이 평가대상자의 질병을 감당 못하겠다고 느낌을 표현함 — 한 명 이상의 가족 또는 친구들이 대상자의 질병을 관리하는 데에 어려움이 있어 왔다고 직원들에게 보고함. 대상자의 안녕(well-being)에 대한 근심과 걱정에 대해 "감당 못하겠다(overwhelmed)"거나, "스트레스로 지쳤다(stressed out)"고 말하기도 함. 또한 만약 대상자에게 문제행동 증상이 있다면, 그러한 문제행동 때문에 심한 스트레스를 받는다고 보고하기도 함. 단지 가족과 친구들에게 건강 문제가 악화되거나 우울증이 나타나는 등 비언어적인 징후가 나타난 것을 보고 "1. 예"로 기입해서는 안 됨

F3e. 외롭다고 말하거나 외로워 보임 — 평가대상자가 스스로가 외롭다고 언급하거나 표현함. 정기적으로 누군가가 방문하고 있더라도, 그것이 충분하지 않거나 더 많은 사교적 관계를 원한다면 평가대상자는 외로움을 느낄 수 있음. 직원들은 대상자가 가끔씩 외롭다고 언급했던 것을 보고할 수 있음

방법

평가대상자 본인의 의견을 직접 물어본다. 직원이나 가족과의 관계에 전반적으로 만족하는가? 아니면 만족하지 않는가? 만약 평가대상자가 만족하지 않거나 불행하다고 한다면, 구체적으로 무엇이 불행한가?

평가대상자를 방문하거나 자주 전화 연락을 하는 가족과 대화를 하는 것 또한 중요하다. 지난 3일 동안 평가대상자와의 관계가 어떠했는가?

일상적인 케어 활동 동안에 평가대상자가 직원이나 다른 입소(입원)자들과 어떻게 상호작용하는지 관찰한다. 갈등의 징후를 볼 수 있는가? 직접 돌봄제공 직원(예: 요양보호사, 식사보조원, 사회복지사, 활동보조자)과 대화하면서 평가대상자의 대인관계가 갈등적인지 조화로운지 관찰한 내용에 대해 물어본다. 어떤 직원들은 편견을 가지고 평가대상자의 인간 관계를 표현할 수도 있음을 고려한다. 이는 평가자로서 전체적인 그림, 즉 일치하는 의견을 찾아가는 과정이다.

기입

가장 적절한 항목을 찾아 기입한다.

0. 아니요

1. 예

F4. 지난 90일 이내에 발생한 주요 생애 스트레스 요인

목적 지난 90일 이내에 평가대상자의 삶에 주요한 영향을 미쳤던 사건이 있었는지를 파악하는 것

정의 **생애 스트레스 요인(life stressors)** — 평가대상자의 일상적인 삶을 깨뜨리거나 깨뜨릴 정도로 위협적이어서 어느 정도의 재적응(readjustment)이 요구되는 사건을 경험한다.

방법 평가대상자에게 지난 90일 동안 삶에 영향을 미치는 힘든 사건들이 발생했는가를 물어본다. 예를 들어 본인에게 심각한 질병이 발생하거나, 가까운 가족, 친구에게 심각한 질병이 발생하거나 사망함, 거주지를 소실함, 재산 또는 소득을 상실함, 절도 또는 협박 같은 범죄 피해를 당함, 운전면허 또는 자동차를 소실하는 것 등을 포함한다.

기입

0. 없음

1. 있음

F5. 강점들

목적 사회적 지지, 성격, 영성(spirituality) 세 가지 차원으로 구체적으로 제시된 평가대상자의 강점을 파악하는 것

정의

F5a. 늘 긍정적인 사고방식 — 평가대상자는 심각한 질병, 증상이나 기능의 손상이 있음에도 불구하고 긍정적인 사고방식을 유지할 수 있도록 하는 성격을 지니고 있음. 예를 들어 "늘 긍정적인 사고방식"을 지닌 평가대상자는 자신의 강점에 집중할 수 있고, 실현 가능한 수준의 의학적/개인적 목표를 향해 현실적으로 노력하며, 자신의 인생과 다른 사람들과의 관계에 감사해함

F5b. 일상생활에서 의미를 찾음 — 일상생활과 관련한 평가대상자의 주관적인 관점을 고려함. 평가대상자가 의미 있는 활동이나 지속적으로 가치를 부여할 수 있는 중요한 인간관계에 대해 지각할 수 있는가? 평가대상자는 시설 안/밖에서 일어나는 활동에 참여하거나 관심 있어 하는 태도를 보이는가?

F5c. 굳건하고 지지적인 가족과의 관계 — 평가대상자 또는 담당 돌봄제공자는 대상자가 가족 구성원들과 지지적인 관계를 맺고 있다고 표현함. 대상자는 가족에게 "의지"할 수 있음. 가족은 대상자의 신체 케어, 재정 관리 또는 대상자의 의학적 처치 관련 결정에 도움을 주는 일에 적극적으로 참여함. 한 명 이상의 가족이 대상자와 정기적으로 연락을 하고, 위로와 의견을 주고받으며, 절친한 친구 같음

방법 시설에 입소하기 전 평가대상자의 삶에 대한 대화로부터 시작한다. 대상자가 하고 싶어 하는 일이 무엇인지 또는 누가 방문하는 것이 좋은지에 대해 물어본다. 종종 주변의 물건(예: 가족사진, 손자들로부터의 편지나 공예품)들이 대화를 시작하는 데에 도움이 된다. 이 정보는 시설 평가 도구의 다른 문항들에 대해 물어볼 때 응답이 나올 수도 있다. 요양보호사나 가족들이

좋은 의견을 줄 수도 있다.

기입 가장 적절한 항목을 찾아 기입한다.

0. 없음

1. 있음

강점들 기입 방법의 예

P씨는 상당히 진행된 상태의 다발성경화증으로 인해 신체 기능이 상당히 저하되었다. 그녀의 딸은 정기적으로 그녀를 방문하여, 그녀와 함께 시설 내에 있는 카페에서 차를 마신다. P씨는 특히 그녀의 손자들에 대한 얘기를 듣기 좋아하며, 딸의 도움을 받아 손자들에게 생일축하 카드를 보낸다. 신체 기능 상태가 저하된 것을 잘 알고 있지만, 그녀는 다른 사람들과 함께할 때 그녀의 건강 문제에 대해 오래 이야기하지 않는다.

"1. 있음" : "a. 늘 긍정적인 사고방식", "b. 일상생활에서 의미를 찾음", "c. 강하고 지지적인 가족 관계"

Section G

기능 상태

장기요양시설에 있는 대부분 입소(입원)자들은 신체 기능이 저하될 위험에 있고, 또한 여러 가지의 만성질환을 동반하고 자립심에 심각한 영향을 줄 수 있는 다양한 요인을 가지고 있다. 예를 들어 인지 기능 손상은 입소(입원)자 스스로가 자가간호를 하도록 하거나 참여하려고 하는 능력이나 의지를 제한할 수 있고, 독립적인 일상생활활동(ADL)을 수행하기 위해 필요한 이해력을 저하시킬 수 있다. 다양한 종류의 신체 질환과 신경학적 질환은 자가간호를 하는 데에 중요한 신체적 요소인 기력, 근력, 균형, 뼈의 강도에 부정적인 영향을 미칠 수 있고, 약물이나 기타 치료의 부작용도 입소(입원)자의 자립심 상실에 영향을 미칠 수 있다.

(대개 부정적인) 이러한 많은 요인 때문에 종종 가족, 직원, 입소(입원)자 자신조차 최상의 기능 상태를 발휘할 수 있는 잠재력을 상당히 과소평가한다. 그러므로 모든 입소(입원)자는 일상생활활동의 자기참여를 유지하고 증진시키는 데에 중점을 둔 간호기반의 재활 서비스(nursing-based rehabilitative care)를 받을 수 있는 잠재적인 후보자들이다. 개별화된 케어 계획은 현재의 입소(입원)자 자가수행 정도와 다른 사람이 제공하는 도움의 유형과 양이 정확하게 평가될 때에 성공적으로 수립될 수 있다.

G

G1. ADL 자가수행[한국]

목적

지난 3일 동안의 평가대상자의 일상생활활동의 자가수행(즉, 대상자가 자신을 위해 실제로 무엇을 수행했고, 다른 사람들이 제공하는 언어적·신체적 도움이 얼마나 필요한가)을 기록하는 것

정의

ADL 자가수행 — 지난 3일 동안 일어났던 활동을 기준으로 하여 평가한다. 다음은 평가대상자의 실제 수행 정도를 기반으로 한 문항들이다.

G1a. **목욕하기** — 어떻게 전신 목욕이나 샤워를 하는가. 욕조 혹은 샤워실에 어떻게 들어가고 나가는가, 그리고 어떻게 각 신체 부위(팔, 다리 상박과 하박, 가슴, 배, 회음부)를 씻는가를 포함. **단, 등 씻기와 머리 감기는 제외**

G1b. **개인 위생** — 어떻게 개인 위생을 관리하는가. 머리 빗기, 이닦기, 면도하기, 화장하기, 얼굴과 손을 씻고 말리기 등을 포함. **목욕, 샤워 제외**

G1c. **상의 입기** — 상의(외출복과 속옷)를 어떻게 입고 벗는가(의수, 보조구, 지퍼나 단추, 스웨터 등 포함)

G1d. **하의 입기** — 하의(외출복과 속옷)를 어떻게 입고 벗는가[의족, 보조구(예: 혈전 방지 스타킹), 허리띠, 바지, 치마, 신발, 지퍼나 단추 등 포함]

G1e. **걷기** — 실내의 같은 층 내 장소 이동 시 어떻게 걷는가

G1f. **이동** — 같은 층 내 장소 이동 시 어떻게 이동하는가(걷거나 휠체어를 사용하여). 만약

휠체어를 사용한다면 일단 휠체어를 탄 후

G1g. 변기로 이동 — 어떻게 변기 혹은 이동식 변기(commode)에 가서 앉고 일어나는가

G1h. 변기 사용 — 어떻게 화장실[또는 이동식 변기, 침상용 변기(bedpan), 소변기]을 이용하는가, 어떻게 변기 사용 또는 실금 후 뒤를 닦는가, 어떻게 패드를 교체하는가, 어떻게 루(ostomy)나 카테터를 관리하는가, 어떻게 옷매무새를 정돈하는가 포함. 변기로 앉고 일어나는 이동 제외

G1i. 침상에서의 움직임 — 어떻게 눕고 일어나며, 돌아누우며, 침상에서 몸을 가누는가

G1j. 식사하기 — 어떻게 먹고 마시는가(숙련도에 관계없이). 구강 외 방법을 통한 영양 공급도 포함(예: 위관 영양, TPN 등)

G1k. 옮겨 앉기 — 어떻게 침상에서 휠체어로, 의자에서 휠체어로, 휠체어에서 침상으로, 휠체어에서 의자로 이동하나

준비 단계 도움(setup help) — 평가대상자가 스스로 활동을 하는 데에 필요한 물품이나 준비 도구를 제공해 주는 도움을 말한다. 도움을 주는 사람이 대상자에게 어떤 물건을 전해 주거나 쥐어 주고 떠나더라도 대상자가 혼자 그 활동을 완수하는 것을 말한다. 만약 누군가가 대상자 옆에서 지켜보아야 할 경우, 대상자는 감독을 받고 있는 것이므로 **"2. 감독"**이 될 것이다. 다음은 준비 단계 도움에 대한 예시이다.

***** 준비 단계 도움의 예시***

"개인 위생" 항목에서 준비를 도와주는 것은 세숫대야나 몸단장에 관련한 물건을 제공해 주는 것을 의미함

"걷기" 문항에서 준비를 도와주는 것은 평가대상자에게 워커나 지팡이를 쥐어 주는 것을 의미함

"변기 사용" 문항에서 준비를 도와주는 것은 평가대상자에게 침상용 변기(bedpan)를 주거나, 인공항문 주머니를 교체하기 위해 필요한 물건들을 대상자가 닿을 수 있는 범위에 놓아 주는 것을 의미함

"식사하기" 문항에서 준비를 도와주는 것은 식사 시 고기를 잘라 주거나 뚜껑을 열어 주는 것, 식탁에 식판을 가져다주는 것, 한 번에 한 가지 음식을 제공하는 것 등을 의미함

체중을 지지함(weight bearing) — 평가대상자들은 ADL을 수행하기 위해 다양한 수준의 신체 도움을 필요로 한다. 도움의 정도(degree of assistance)를 점수화하는 데에 가장 중요한 개념은 체중을 지지하는 도움을 받은 정도(degree of weight-bearing support provided)이다. 대상자가 서 있지 않은 경우, 체중 지지는, 대상자에게 상의를 입히기 위해 대상자 팔의 무게 전체를 떠받쳐 주는 형태의 도움이 될 수 있다. 대상자가 서 있거나 걸을 경우는, 대상자의 겨드랑이를 잡아 줌으로써 대상자의 체중을 지탱해 주거나, 대상자가 직원의 팔에 기댈 수 있게 도움을 주는 것을 의미할 수 있다. 최소한의 신체적 접촉을 하면서 움직임을 지시하거나 가끔 신체적인 도움을 주면서 보호해 주는 것은 체중을 지지하는 도움으로 **볼 수 없다**.

활동 수행한 적 없음 vs. 전적 의존 — ADL 활동 시 평가대상자의 전적 의존(**"6"**)과 활동을 수행한 적이 없는 것(**"8"**)을 혼동하면 안 된다. 예를 들어 경관 영양을 하면서 경구로 전혀 영양이나 수분 공급을 하지 않는 대상자라 하더라도 분명 식사하기(영양 공급)에는 참여하고 있으므로 식사하기 항목에서 대상자가 어느 정도의 도움을 받고 있는지에 대해 평가해야 한다. 경

관 영양 과정에 적극적으로 참여하고 있는 대상자는 “전적 의존”이 아니므로 **“6”**을 기입하면 안 되고, 도움을 받고 있는 정도에 따라 더 낮은 점수를 기입해야 한다.

방법

평가대상자의 기능 상태를 기술하기 위해 평가자는 우선 지난 3일 동안 ADL별로 발생했던 에피소드들에 대해 잘 알고 있어야 한다. 평가대상자가 어떤 활동을 스스로 했고, 어떤 도움을 받았는지를 파악해야 한다.

지난 3일 동안 한 가지 ADL 활동 시 자가수행이 일정하지 않을 경우, 가장 의존적이었던 세 번의 경우, 즉 평가대상자가 다른 사람으로부터 가장 많은 케어나 도움을 받았던 상황을 파악한다. 평가대상자의 ADL 점수로 도출되는 자가수행의 요약은 가장 의존적이었던 경우에 초점을 두고 있다.

ADL 자가수행을 핵심적으로 파악하기 위해, 다음과 같이 정보를 수집한다.

- **다양한 경로를 통해 정보를 수집한다.** 예를 들자면, 평가대상자, 가족, 직원과 대화를 해본다.
- **ADL 개념의 모든 측면에 관련한 질문을 한다.** 예를 들어 “G1b. 개인 위생”에 대해 얘기할 때, 평가대상자가 아침에 씻고, 머리를 빗고, 양치하고, 면도할 때 어떻게 하는지에 대해 물어본다. 개인 위생 활동의 한 측면에서는 독립적이더라도 다른 측면에서는 상당한 도움이 필요할 수도 있다.
- **평가대상자가 신체적인 활동을 어떻게 수행하는지 관찰한다.**
- **각각의 ADL 활동에서 타인으로부터 받고 있는 도움의 형태와 양뿐만 아니라 스스로 수행하고 있는 것은 무엇인지 확인하기 위해 평가대상자와 직접 대화해 본다.**
- **가능하다면, 가장 가까운 돌봄제공자나 가족 구성원들과 대화해 본다.**
- **마지막으로, 평가대상자의 ADL 자가수행를 일관성 있게 나타내기 위해 각 영역에서 사용된 개별 사례를 고려하여 모든 응답에 대해 심사숙고해야 한다.**

기입

다음은 ADL 자가수행 점수를 매기는 규칙이다.

- 만약 평가대상자가 지난 3일 동안 **매번** 동일한 수준으로 ADL을 수행한다면, 해당 점수를 기입한다.
  - **“0. 독립적”**, **“6. 전적 의존”**, **“8. 전 평가 기간 동안 활동 수행한 적 없음”**이 적용될 수 있는 **유일한** 상황이다. 즉, 위와 같은 점수를 받으려면 모든 ADL 수행 시 항상 같은 수준이어야 한다.
  - 또한 지난 3일 동안 단 한 번의 사례만 있어도 적용될 수 있음에 주의한다. 예를 들어 지난 3일 동안 평가대상자에게 같은 층에서 이동하는 활동이 한 번 있었고 나머지 시간은 주로 침상에서 보냈다고 한다면 “G1f. 이동” 문항은 대상자가 실제 이동했던 단 한 번의 경우만을 기초로 평가한다.
- 만약 **“6. 전적 의존”**이었던 적이 있었으나, 그 이외의 경우에는 덜 의존적이었다면, 그 문항은 **“5. 최대한의 도움”**으로 기입한다.
- **이외의 경우에는**, 지난 3일 중 가장 의존적이었던 3회의 경우(해당 ADL 활동이 두 번 발생했다면 2회 사례를 기준)에 초점을 두도록 한다. 그중 가장 의존적인 경우가 **“1. 독립적이나, 준비 단계 도움”**이라면 **1**점을 기입한다. 가장 의존적인 경우가 2 이상일 경우는, 세 번의 사례 중 가장 덜 의존적인 경우에 해당하는 점수(**“2. 감독”**과 **“5. 최대한의 도움”** 사이의)

를 받는다.

이러한 규칙과 작성 지침을 잘 따르면서 가장 정확한 응답을 찾아 기입한다.

0. 독립적 — 신체적 지지, 준비 보조 혹은 감독 받은 경우 없음

1. 독립적이나 준비 단계 도움 — 필요한 물건을 제공하거나 손 닿는 범위 내에 놓아 두었으나, 신체적 지지나 감독은 없었음

2. 감독 — 지켜보기/귀띔하기

3. 일부 도움 — 체중을 지지하지 않고 팔다리를 부축하여 이끌어 줌

4. 상당한 도움 — 평가대상자가 과제의 50% 이상을 수행하며 1명이 체중을 지지하는 도움(팔다리를 드는 것 포함)이 필요함

5. 최대한의 도움 — 2명 이상이 체중을 지지하는 도움(팔다리를 드는 것 포함) **또는** 과제의 50% 이상을 수행하기 위해서는 체중을 지지하는 도움이 필요함

6. 전적 의존 — 모든 경우에 다른 사람들이 활동을 완전히 대신해 줌

8. 전 평가 기간 동안 활동 수행한 적 없음

ADL 자가수행 정도 평가 지침

- G1 문항 점수는 지난 3일 동안 평가대상자가 실제로 자가간호에 참여한 정도와 실제로 제공받은 도움의 유형과 양을 기록하기 위한 것이다.
- 평가대상자가 자가간호에 참여할 수 있는 능력에 대한 평가자의 의견, 즉 평가대상자의 신체적인 특징이나 보이는 기술에 기초하여 아마 어떤 행위가 수행 가능할 것이라고 평가자가 믿는 바를 기록해서는 안 된다.
- 케어 계획에 적힌 내용에 따라 평가대상자가 "받아야만 하는" 도움의 유형이나 수준을 기록하지 않는다. 실제로 제공된 도움의 유형과 수준은 계획에 있는 것과 상당히 다를 수 있다. 실제 일어난 것을 기록한다.
- 평가대상자의 ADL 기능 수준에 대해 알아보기 위해 지난 3일간 평가대상자를 돌보았던 모든 교대 시간 내의 요양보호사들과 대화한다. 직원들에게 오직 지난 3일만 고려하라고 다시 한 번 주지시킨다. 개별 ADL 활동[침상에서의 움직임, 이동하기(locomotion and transfers) 등]에 대한 평가자 자신의 이해나 관찰 결과를 명확하게 하기 위해 좀 더 구체적인 질문을 물어본다. 즉 일반적인 질문에서부터 시작해 좀 더 구체적인 질문으로 이어간다.

대화의 예

다음은 평가대상자의 침상에서의 움직임과 관련한 평가간호사와 요양보호사와의 전형적인 대화의 예이다.

평가간호사: "L씨가 침대에서 어떻게 체위를 변경하는지 얘기해 주세요. 즉 그녀가 침대에 있을 때, 어떻게 앉아 있다 눕는지, 누워 있다 앉는지, 어떻게 옆으로 돌아눕는지, 혼자서 자세를 잡는지 등 말이에요."

요양보호사: "그녀는 혼자서 눕고 일어나지만, 옆으로 돌아누울 때는 제가 도와줍니다."

평가간호사: "그녀는 말로 하는 지시나 신체적 도움 없이 혼자 누웠다 일어났나요?"

요양보호사: "아니요, 제가 매번 공중에 매달린 끈(trapez)을 사용하도록 알려주어야 해요. 그러나 일단 제가 어떻게 해야 하는지 말해 준 이후에는 혼자서 합니다."

평가간호사: "옆으로 돌아누울 때는 어떻게 도와주시나요?"

요양보호사: "그녀가 침대 난간을 잡고 돌아누울 때 스스로 몸은 돌릴 수 있어요. 제가 어떻게 해야 하는지 말해 줍니다. 그러나 제가 그녀의 엉덩이를 들어 올려 주어야 하고, 다리가 편안한 자세를 취할 수 있도록 알려주었어요."

평가간호사: "그녀를 들 때는 혼자 들었나요? 아니면 다른 사람과 함께 들었나요?"

요양보호사: "혼자 들었어요."

평가간호사: "지난 주에 며칠 동안 이런 도움을 주었나요?"

요양보호사: "매일 도와주었어요."

L씨는 ADL 자가수행 중 **"4. 상당한 도움"**을 받을 것이다. 평가간호사와 요양보호사의 처음 대화를 살펴보자. 만약 평가간호사가 더 이상 구체적으로 질문을 하지 않았다면, 평가대상자의 자가수행 정도나 요양보호사의 실제 업무량에 대한 정확한 평가를 내릴 만한 정보를 얻을 수 없었을 것이다. 이러한 정보는 개별화된 케어 계획을 수립하는 데에 매우 중요하다.

G2. 이동/걷기

G2a. 주 이동법

목적

지난 3일 동안 평가대상자가 사용한 주요 이동 수단과 모든 종류의 보조 도구, 장치들을 기록하는 것

정의

지팡이 — 걸을 때 손에 쥐고 지지를 하기 위한 가느다란 막대

목발 — 걸을 때 도와주는 도구로써, 대개 겨드랑이 아래로 초승달 모양의 패드가 상단에 위치해 있는 긴 지지대

노인용 스쿠터 — 장소를 이동하기 위해 스스로 조종하는 전동차

워커 — 걷는 것을 도와주는 이동 도구로써, 대개 금속관으로 만들어진 안정된 지지대로 구성되어 있어 대상자가 걸음을 내딛을 때 잡음. 사용자는 워커를 앞으로 움직이면서 다음 걸음을 내딛음

기입

최근 3일 이내에 실내에서의 평가대상자의 주요 이동 수단을 기입한다. 몸을 지탱하기 위해 앞에 보행보조차(pushing wheelchair)를 밀면서 걷거나, 메리워커(Merry walker: 워커와 의자가 합쳐진 형태로 앉은 상태에서 밑에 있는 작은 바퀴를 밀면서 걸을 수 있는 워커) 같은 워커를 이용하는 경우는 **"1. 보조 도구 사용하여 걷기"**에 기입한다.

0. 보조 도구 없이 걷기

1. 보조 도구 사용하여 걷기 — 예: 지팡이, 워커, 목발, 보행보조차

2. 휠체어, 노인용 스쿠터

3. 와상 상태

G2b. 4m 보행 시 소요 시간

목적

이 테스트를 통해 평가대상자의 기력(stamina)을 측정할 수 있다. 이 문항은 다음 평가에서의 테스트 결과와 비교하기 위한 객관적인 기준을 세울 수 있도록 마련되었다. 정상적인 걷기 속도는 1m당 약 1.3초이다.

방법

장애물이 없는 직선을 긋고 4m를 잰다. 가능하면 쉽게 제거할 수 있고 평가대상자의 거주지를 손상시키지 않게 하는 물건이나 테이프를 사용하여 시작점과 종료점을 표시한다.
"제가 '지금 걷기 시작' 하면 평상시 속도로 걸어 주세요(지팡이/워커 사용자라면 이를 사용해서). 이것은 얼마나 빨리 걸을 수 있는지를 테스트하는 것이 아닙니다. 그러고 나서 제가 '그만 멈추세요' 하면 멈춰 주세요. 이해하시겠습니까?"라고 말한다.
평가대상자의 두 발이 출발선에 닿도록 하고 가만히 서게 한 후, "걷기 시작"이라고 말한다.
초시계로 대상자가 첫걸음을 뗄 때부터 4m 지점에 도달할 때까지의 시간을 측정한다.
"멈춰도 됩니다."라고 말한다.

주:

1) 평가자는 대상자가 테스트를 하기 전에 실제 시범을 보여주어야 한다.
2) 평가자는 대상자가 테스트를 하는 동안 대상자에게 매우 가깝게 서 있을 필요가 있다. 의자를 주변에 가까이 두도록 하여, 대상자가 힘들어 테스트를 지속할 수 없을 때에 바로 의자에 앉히도록 한다.

기입

이 테스트는 걸을 때 몸을 지지하는 도움이 필요로 하는 평가대상자에게는 시행할 수 없다. 이런 도움이 필요한 대상자에게는 **"99. 테스트 시행하지 않음"**을 기입한다. 그러나 만약 대상자가 테스트를 할 수는 있으나 하기를 거부하는 경우는 **"88. 테스트 거부"**를 기입한다.
테스트를 실시하는 대상자들은 다음의 기준에 맞게 결과를 잘 기입한다.

- 대상자가 테스트를 완료하는 시간이 30초 미만으로 소요되었다면 그 소요 시간을 그대로 기재한다(10초 미만인 경우는 첫 번째 자리에 "0"을 사용하여 **"09"**와 같이 기입한다).
- 대상자가 30초 이상 소요되었다면 **"30"**으로 기재하도록 한다.
- 대상자가 테스트를 시작했으나 완료하지 못했다면 **"77. 테스트 완료 전에 중단"**을 기입한다.

G2c. 보행 거리

목적

필요한 도움을 받을 때 (치료나 활동 등 중에 걸은 것을 포함해) 평가대상자의 걷기 능력의 독립성을 평가하는 것

정의 필요시 부축을 받으며, 지난 3일간 쉬지 않고 한 번에 걸었던 최장 거리

방법 지난 3일 동안 평가대상자의 걷기에 대해 평가대상자와 요양보호사에게 묻는다. 쉬지 않고 걸었던 최장 거리를 기록한다.

기입

0. 걸은 적 없음

1. 5m 미만

2. 5~49m

3. 50~99m

4. 100m 이상

5. 1km 이상

G2d. 스스로 휠체어 밀며 이동한 거리

목적 시설 내에서나, 가능할 경우 시설 외에서 비전동 휠체어나 비전동 스쿠터를 타고 움직이기 위한 평가대상자의 독립성을 모니터링하는 것

정의 지난 3일간 한 번에 평가대상자 스스로가 휠체어의 바퀴를 굴려 이동했던 최장 거리(전동휠체어를 독립적으로 사용하는 것도 포함)

방법 지난 3일간 시설 내/외에서의 평가대상자의 이동 상태에 대해 평가대상자와 요양보호사에게 묻는다. 오랫동안 멈추지 않고 움직였던 최장 거리를 기록한다.

기입

0. 다른 사람들이 휠체어 밀어 줌

1. 전동휠체어/노인용 스쿠터 사용

2. 5m 미만

3. 5~49m

4. 50~99m

5. 100m 이상

8. 휠체어를 사용하지 않음

G3. 활동 수준

목적 일상 활동이나 그 외 활동들을 통해 어느 정도 신체 활동을 하는 것은 평가대상자에게 여러모로 도움이 된다. 어떤 수준 이하로 활동을 적게 하는 것은 기능 저하를 더욱 가속시킬 수 있다. 평가대상자가 운동 프로그램에 참여하면 힘(strength)과 지구력(endurance)에 있어 더 많은 장점을 가질 수 있다. 운동의 장점을 얻기 위해 너무 힘들게 신체 활동을 할 필요는 없다.

물리 치료나 덜 공식적인 운동뿐만 아니라, 규칙적으로 걷거나 휠체어를 움직여 다니는 것도 활동과 관련한 총시간에 포함될 수 있다.

G3a. **지난 3일 동안 운동이나 신체 활동을 한 총시간(예: 걷기)**

정의 **운동이나 신체 활동(exercise or physical activity)** — 밖에서 걷기, 수영, 요가, 기계를 이용한 운동 등과 같이 중등도의 신체 활동을 하는 모든 운동

방법 평가대상자와 요양보호사에게 지난 3일 동안 평가대상자가 걷기나 운동과 같은 신체 활동에 얼마나 참여했는지 물어본다.

기입 만약 누적 시간이 2~3시간이라면, **"2"**를 기입한다. 운동 시간은 하루 중 한 번에 일어난 것만을 의미하지 않는다. 하루에 몇 차례에 걸쳐 운동했다면 그 시간을 모두 합산한다.

0. 없음
1. 1시간 이하
2. 1~2시간 — 만약 2시간 이상 3시간 미만이라면, "2" 기입
3. 3~4시간
4. 4시간 이상

G3b. 지난 3일 동안 현재 살고 있는 집이나 건물 밖으로 나가 본 일수(나간 시간이 아무리 짧더라도)

기입

0. 나간 적 없음
1. 지난 3일 동안 나간 적 없으나, 보통은 3일에 한 번은 나감
2. 1~2일
3. 3일

G4. 신체 기능 향상 가능성

목적 평가대상자가 적어도 어떤 ADL 활동들에 있어서는 더 독립적이 될 수 있고 자가간호에 더 잘 참여할 수 있는 능력이 있음을 나타내는 평가대상자의 기능 상태와 관련한 신념이나 특징을 기술하는 것. 이미 어떤 활동에 매우 독립적이라고 하더라도, 평가대상자는 지금보다 더 잘 할 수 있다고 믿을 수도 있다(예: 더 먼 거리를 걷기, 혼자서 샤워하기 등).

정의

G4a. 평가대상자가 자신이 신체 기능을 더 잘 수행할 수 있다고 믿음

G4b. 요양 전문가는 평가대상자가 신체 기능을 더 잘 수행할 수 있다고 믿음

방법 평가대상자의 목표가 무엇인지, 그리고 다음 주나 다음 달에 달성하고 싶은 것이 무엇인지 대

상자에게 직접 묻는다. 충분한 시간과 재활을 받는다면 조금 더 스스로 할 수 있을 것이라고 생각하는지 묻는다. 비현실적으로 보인다 해도, 대상자가 생각하는 것을 경청하고 기록하도록 한다. 또한 대상자의 향상 가능성에 대한 단서로서, ADL 수행 능력이 때에 따라 다른지 또는 최근 몇 달 내에 ADL 기능이나 관절운동 범위가 저하되었는지 또는 향상되었는지 물어본다.

평가대상자가 더욱 독립적으로 할 수 있는지 또는 평가대상자의 ADL 수행 능력이 경우에 따라 다른지 평가대상자를 지속적으로 케어하는 요양보호사에게 물어본다. 최근 몇 달간 ADL 기능이나 관절운동 범위가 저하되었는지, 향상되었는지 물어본다. 평가자는 직원들에게 아래와 같은 요소들을 고려하도록 상기시켜 줄 필요가 있다.

- 지난 3일 동안 ADL 자가 수행 능력이 경우에 따라 달랐는지?(예: 평가대상자는 보통 2명의 도움을 받았으나, 하루는 침상에서 나올 때 1명의 도움만을 받았다.)
- 평가대상자는 대개 눈에 띄게 쉽게 지치는가?
- 평가대상자는 신체적으로 또는 인지적으로 가능함에도 불구하고, ADL 활동을 피하는가?(예: 낙상에 대한 두려움으로 혼자 걷는 것을 기피함, 다른 사람들이 더 잘 해 주기 때문에 개인 위생 활동을 다른 사람이 도와주길 요구함)
- 평가대상자에게 수행 능력이 개선된 ADL이 있는가?

신체 기능 향상 가능성 기입 방법의 예

인지 기능 장애가 있는 N씨는 안전을 위해 이동할 때는 제한적으로 신체적인 도움을 받는다. 그러나 그는 혼자 걸을 수 있다고 믿고 있어 종종 직원들이 보이지 않을 때는 혼자 걸으려고 일어서기도 한다.

G4a : "1" 평가대상자는 자신의 신체 기능 측면의 수행 능력이 향상될 수 있다고 믿음

W씨에게 전적으로 식이 도움을 주고 있는 요양보호사는 지난 주에 W씨가 손가락으로 음식을 집으려 하는 것을 목격하였다. 그녀는 식사 재활을 위한 소그룹 내에서 면밀한 감독을 받는다면 W씨가 더욱 독립적으로 식사를 할 수 있을 것이라고 생각한다.

G4b : "1" 직원은 평가대상자가 신체 기능 측면의 수행 능력이 향상될 수 있다고 믿음

기입

0. 아니요

1. 예

G5. 90일 전과 비교한 ADL 상태의 변화(마지막 평가가 90일 이내였다면 마지막 평가와 비교)

목적

90일 전과 비교한(마지막 평가가 90일 이내였다면 마지막 평가를 기준으로) 평가대상자의 전반적인 ADL 자가수행의 변화를 기록하는 것. 이 문항은 대상자가 직원으로부터 받는 도움의 형태나 양의 변화뿐만 아니라 대상자가 ADL 수행에 참여하는 정도의 변화도 모두 포함한다. 만약 평가대상자가 본 시설에 처음으로 입소했다면, 입소 이전의 상태와 비교하여 평가하도록 한다.

방법

ADL 상태의 변화를 알아보기 위해 의무 기록을 검토하고, 평가대상자와 요양보호사에게 의견을 구한다. 지난 평가의 Section G를 검토하고 현재 상태와 다른 점이 있는지 비교하도록 한다. 만약 평가대상자가 본 시설에 처음으로 입소했다면, 일차 돌봄제공자에게 의견을 구한다.

기입

90일 전과 비교한 현재의 ADL 상태를 기입한다. 만약 여러 영역에서 변화가 있다면, 전반적 변화 경향을 기입하도록 한다.

0. 향상됨

1. 변화 없음

2. 감소됨

8. 불확실

ADL 상태 변화 기입 방법의 예

B씨는 대부분의 ADL 활동에서 자가간호에 많이 참여하여 왔다. 7주 전에 그는 미끄러져 넘어져 오른쪽 팔목에 타박상을 입었다. 그래서 몇 주 동안 그는 옷 입기, 몸단장하기, 식사하기 활동에 상당한 도움을 받았으나, 지난 3주 동안 넘어지기 이전과 같은 ADL 수준을 보이고 있다.

"1" 변화 없음

Z씨는 3주 전에 엉덩이에 골절을 입고 평가를 받은 이후로, 이동하기(locomotion and transfers), 옷 입기, 화장실 사용하기, 개인 위생 활동에 몸을 지지하는 도움을 받는다. 90일 전의 상태에 도달하기에는 아직 멀었지만, 그녀는 작업 치료와 물리 치료를 받으면서 점차 자가간호 능력이 향상되고 있다.

"0" 향상됨

L씨가 가장 좋아했던 간호사 M씨가 30일 전에 다른 병동으로 옮겨 갔다. 그는 M 간호사를 위해 잘 된 일이라고 좋아했지만, 점차 수동적이 되고 침체되었다. 그는 더 이상 혼자 옷을 입지 않았다. 그의 개인 위생 습관은 점차 나빠졌고, 지금은 자주 달래야만 면도를 하고, 씻거나 세수를 한다. 그는 더러운 옷도 그냥 입고 있기 때문에, 직원들이 매일 그의 옷을 골라서 준비해 주기 시작하였다. 그러나 이런 기능 저하도 있긴 하지만, 요즘 그는 M 간호사를 보기 위해 일주일에 두 번씩 그녀가 새로 이동한 병동으로 면회를 가면서 이동(locomotion) 활동에서는 약간 향상된 자기수행을 보인다.

"2" 감소됨

판단 근거: 일주일에 두 번 한 가지의 ADL 활동(이동)에서 약간의 개선이 보이긴 하지만, 전반적으로 L씨는 하루 중에도 여러 번 일어나는 두 가지의 ADL 활동(옷 입기, 개인 위생)의 자가간호 능력이 감소되었다.

심각한 기분장애로 인한 "중요한 상태 변화로 인한 평가" 기간 동안 M씨는 개인 위생, 옷 입기, 변기 사용에서 물리적 도움을 더 많이 필요로 하게 된 것을 알게 되었다. 또한 그녀가 식사를 하려면 이전보다 더 많이 달래 주고, 격려해 주어야 한다. 이러한 변화는 2개월 전에 있었던 최근 평가 이후 자가간호에 덜 참여하고 있음을 나타낸다.

"2" 감소됨

Section H

배설 조절

H1. 방광 조절

목적

지난 3일간 평가대상자의 방광 조절 양상을 파악하고 기록하는 것

정의

본 문항은 일정한 배뇨 계획(scheduled toileting plans), 실금 훈련 프로그램(continence training programs), 소변 수집 도구(urinary appliances)와 같은 소변 조절 계획이나 장치 등을 고려한 방광 조절 상태를 나타낸다. 요실금은 소변이 조금이라도 새거나 젖은 것을 모두 포함한다.

방법

다음과 같은 순서로 평가한다. 하루 24시간 지난 3일 동안의 소변 조절 양상을 고려해야 함을 기억하라.

1. 평가대상자의 의무 기록지와 (가능하다면) 소변 기록지를 검토한다.
2. 평가대상자에게 화장실에 가기까지 소변을 참는 것이 어려운지, 특히 기침, 재채기, 웃거나 운동할 때 소변이 새어 나오는지 물어본다. 평가대상자의 대답을 기초로 기록지에 적힌 내용의 정확성을 확인한다. 소변 조절과 관련한 내용은 민감한 사항이며, 특히 소변 조절에 어려움을 겪는 사람의 경우는 창피하거나 벌에 대한 두려움으로 인해 문제를 숨기려 할 수도 있다. 그리고 요실금은 정상적인 노화의 과정이거나 질병 진행 과정의 일부이며 해결 방법이 없다고 잘못 생각하여 전문 의료인(professional caregivers)에게 보고하지 않을 수도 있다. 전문 의료인들이 섬세하고 솔직하게 실금 문제에 관해 질문할 경우 많은 평가대상자는 편안하게 받아들인다.
3. 요양보호사와 같이 평가대상자를 잘 아는 사람에게 소변 조절 양상에 대해 확인한다.
4. 위에서 습득한 정보들이 일치하지 않을 경우, 특히 전문 의료인이 실금이 있다고 했으나 평가대상자가 이를 보고하지 않는 경우, 실금인 대상자가 나타낼 수 있는 물리적인 증거들을 잘 살펴보도록 한다. 정해진 시간 간격으로 소변을 보는 것, 옷이나 침구 등을 관찰하는 것이 포함될 수 있다.

기입

6단계 척도가 실금 양상 기술을 위해 사용된다. 대상자의 지난 3일간 요실금 수준에 해당하는 코드를 기입한다.

0. **조절함** — 완전히 조절함. 어떤 종류의 도뇨관이나 다른 어떤 소변 수집 도구도 사용 안 함
1. **도뇨관이나 루(ostomy) 등을 이용하여 조절함** — 도뇨관이나 다른 소변 수집 도구를 이용하여 조절함
2. **드물게 조절함** — 지난 3일간은 실금 없으나, 실금한 적 있음(즉, 최근에 실금이 있었음)
3. **가끔 실금함** — 실금 있으나 매일은 아님(지난 3일 중 1~2일 동안 실금이 있었음)
4. **자주 실금함** — 매일 실금 있으나, 약간의 조절은 가능(어떤 때는 실금하지 않기도 함)

예: 낮에는 요실금이 없으나, 밤에는 실금함

5. 실금함 — 전혀 조절 못함. 거의 늘 하루에도 여러 번 실금함

8. 발생 안 함 — 지난 3일간 방광을 통한 배뇨가 일어난 적이 없음

만약 소변 수집 도구를 사용하고 있다면 이를 사용하는 상태에서의 소변 조절 상태를 기입해야 한다. 이것은 3일간의 평가 기간 동안 실제 속옷이 젖은 빈도를 의미하는 것으로, 평가대상자가 콜벨을 누르면 즉시 돌봄제공자가 케어를 제공하는 것과 같은 최적의 케어 상태에서 발생할 수 있는 소변 조절 상태를 기록하는 것이 아니다.
만약 **"4. 자주 실금함"**인지 **"5. 실금함"**인지 확실하지 않을 경우에는, 소변을 조절하는 경우가 있느냐(**"4"**) 없느냐(**"5"**)를 기초로 하여 판단한다.

방광 조절 기입 방법의 예

직원은 Q씨를 매 식사 후, 자기 전, 수면 중 한 번씩 화장실에 데려가 준다. 그는 속옷이 젖은 적이 없으며, 소변이 잘 조절되는 것으로 생각된다.

→"0" 조절함

R씨는 지난 3일 동안 유치 도뇨관을 가지고 있었다. 그는 속옷이 젖은 적이 없었으며, 소변이 잘 조절되는 것으로 생각된다.

→"1" 도뇨관이나 루(ostomy) 등을 이용하여 조절함

T씨는 대개 소변을 잘 조절하지만, 이뇨제를 복용하면서부터 지난 일주일 중 4~6일 동안 화장실까지 가는 것을 참지 못하고 가끔 실금한 적이 있다.

→"2" 드물게 실금함

A씨는 매일은 아니지만 특히 피곤한 늦은 밤에 실금하곤 한다. 지난 2일 동안 그녀는 실금하지 않았지만, 3일 전에는 실금하였다.

→"3" 가끔 실금함

S씨는 코마 상태이며, 소변의 피부 접촉을 방지하기 위해 콘돔 카테터를 사용하고 있다. 그런데 직원들이 콘돔 카테터가 잘 빠지지 않게 관리하는 것을 어려워하여, 종종 브랜드를 바꾸어 보았지만 성공하지 못하였다. 지난 3일 동안 매일 낮 근무 시간 동안에만 두 번 이상 속옷이 젖은 것이 발견되었다.

→"4" 자주 실금함

U씨는 알츠하이머 말기 상태이다. 그녀는 매우 허약하고, 사지에 강직과 고통스러운 구축이 있는 상태이다. 특수 물침대에 거의 누워 지내고 있으며, 매시간 체위 변경을 해 주고 있다. 그녀는 화장실을 이용하지 못하고, 매번 실금하고 있다.

→"5" 실금함

H2. 소변 수집 도구[패드/실금팬티(briefs) 제외]

정의

콘돔 카테터 — 남성 성기에 부착하여 소변을 모으는 장치

유치 도뇨관 — 지속적인 소변의 배출을 위해 방광 안으로 카테터를 넣어 두는 것으로 요도나 치골 상부를 통해 카테터를 삽입함

방광루(cystostomy) — 방광에 외과적 절개구를 내어 소변 수집 장치(요루주머니 urostomy bag)를 부착한 것

신루(nephrostomy) — 요관이 막혔을 경우 소변의 배출을 위해 사용되는 튜브, 스탠트, 카테터를 의미함. 카테터를 통해 소변이 체외로 배출되기도 하고, 방광으로 직접 모아지기도 함

요관루(ureterostomy) — 외과적인 소변 우회로로, 방광에서 요관을 떼내어 복부 표피에 부착한 소변 수집 장치로 연결시켜 놓은 것

방법

의무 기록지를 검토한다. 요양보호사와 평가대상자 본인에게 물어본다. 요관루 수집 주머니와 같이 겉옷으로 덮여 있어 잘 안 보이는 것들에 대해서는 반드시 질문한다.

기입

0. 없음

1. 콘돔 카테터

2. 유치 도뇨관

3. 방광루, 신루, 요관루

H3. 배변 조절

목적

지난 3일간 평가대상자의 배변 조절 양상을 파악하고 기록하는 것

정의

"배변 조절"이라는 용어는 배변 조절 프로그램이나 대변 수집 장치 등을 한 상태에서 대변이 유출되는 것과 같은 장 기능의 조절 상태를 의미한다.

방법

배변 조절에 대한 평가는 소변 조절 평가와 동시에 이루어져야 한다. 평가대상자의 의무 기록지와 (가능하다면) 대변 기록지를 검토할 수 있다. 평가대상자와 대화를 통해 의무 기록지나 대변 기록지 자료의 정확성을 확인한다. 다른 사람이 없는 곳에서 대화하도록 한다. 배변 조절 기능 또한 민감한 문제이므로, 조심스러우면서 간단명료하게 이 문제에 대해 물어보도록 한다. 요양보호사와 같이 평가대상자를 잘 아는 사람들에게 배변 조절 양상에 대해 확인한다. **하루 24시간, 지난 3일간**의 배변 조절 양상을 고려해야 한다.

기입

지난 3일간의 배변 조절 상태에 대해 기입한다.

0. 조절함 — 완전히 조절함. 어떤 종류의 장루도 사용 안 함

1. 장루를 이용하여 조절함 — 지난 3일 동안 장루를 이용해 조절함

2. 드물게 실변함 — 지난 3일간 실변 없으나, 실변한 적 있음

3. 가끔 실변함 — 실변 있으나 매일은 아님

4. 자주 실변함 — 매일 실변 있으나, 약간의 조절은 가능

5. 실변함 — 전혀 조절 못함

8. 발생 안 함 — 지난 3일 동안 배변 활동이 없음

배변 조절 기입 방법의 예

P씨는 지난 주 내내 매일 대변을 보았다. 그녀는 지난 3일 동안 실변이 없었다고 보고하였다. 최근의 급성 질환으로 인한 입원 기록에는 실변한 기록이 없다.

"0" 조절함

W씨는 장루를 가지고 있고 스스로 관리하고 있다. 그녀는 지난 3일 동안 인공항문 주변으로 변이 샌 적이 없다.

"1" 장루를 이용하여 조절함

Z씨는 지난 3일 동안 2일은 화장실에서 대변을 보면서 실금이 없었으나, 하루는 화장실에 제때 가지 못해 바지에 대변을 보았다.

"3" 가끔 실변함

H4. 장루

목적 복부 외부로 대변 배출을 위한 우회로가 있는지를 기록하는 것

정의 대변 배출을 위해 복부 외부에 외과적 절개를 통해 형성된 개구부

기입 적절한 응답을 기입한다.

0. 없음

1. 있음

Section I

질병 진단

I1. 질병 진단

질병은 케어 제공과 관련 있는 공통적이고 중요한 질병 진단과 평가대상자의 현재 상태와 치료에 중요한 "기타 질병 진단" 두 가지 형태로 기록된다.

목적

현재 평가대상자의 ADL 상태, 인지 상태, 기분이나 행동 양상, 의학적 치료, 간호 모니터링이나 사망 위험과 관련이 있는 현재의 질병 혹은 감염을 기록하는 것. 대개 이러한 상태는 평가대상자에게 필요한 케어의 종류나 수준에 영향을 미친다. 이미 치료가 되었거나 더 이상 대상자의 기능이나 케어 요구에 영향을 미치지 않는 상태들은 포함하지 않는다.

I

정의

근골격계

I1a. **고관절 골절 — 지난 30일 이내(마지막 평가가 30일 이내였을 경우 마지막 평가 이후)** — 지난 30일 이내에(지난 평가가 30일 이내에 시행되었다면 마지막 평가 이후) 발생했으며 현재 상태, 치료, 모니터링 등에 지속적으로 영향을 미치는 고관절 골절. 고관절 골절 진단은 대퇴골 경부 골절, 대퇴골 전자부 골절, 골두하 골절을 포함

I1b. **다른 부위 골절 — 지난 30일 이내(마지막 평가가 30일 이내였을 경우 마지막 평가 이후)** — 고관절 이외의 모든 부위(예: 팔목)에 어떤 상태로 인해서든 (낙상이나 암으로 인한 뼈의 약화 같은) 발생한 골절

신경계

I1c. **알츠하이머병** — 다른 종류의 치매, 그리고 치매의 생리적 원인들을 제외한, 퇴행성, 진행성 치매

I1d. **알츠하이머병 외의 다른 치매** — 기질적 뇌증후군(organic brain syndrome, OBS), 만성 뇌증후군(chronic brain syndrome, CBS), 노화, 노인성 치매, 다발성 뇌경색성 치매(multi-infarct dementia), 알츠하이머와 다른 신경계 질환 관련 치매[예: 피크병(Pick's disease), 크로이츠펠트-야콥병(Creutzfeldt-Jakob disease), 헌팅톤병(Huntington's disease)] 등

I1e. **반신마비** — 신체 한 쪽의 팔, 다리의 마비(일시적 또는 영구적인 감각, 기능, 운동 능력의 손상)로, 대개 뇌출혈, 혈전증, 색전증, 종양 등으로 인해 발생함

I1f. **다발성경화증** — 중추신경계의 탈수초화성(demyelination) 질환으로, 전형적인 증상은 허약감, 조정력저하(uncoordination), 무감각, 언어장애, 시력저하 등

I1g. **하반신마비** — 양다리를 포함한 하체의 마비(일시적 또는 영구적인 감각, 기능, 운동 능력의 손상)

I1h. **파킨슨병** — 떨림, 근육 경직, 보행, 운동, 조절 능력의 저하를 특징으로 하는 뇌질환

I1i. **사지마비** — 양 팔다리 모두와 몸통의 마비(일시적 또는 영구적인 감각, 기능, 운동 능력의 손상)

I1j. **뇌졸중/뇌혈관질환** — 갑작스럽게 뇌혈관이 파열되거나 막힘으로써 심각한 출혈이나 국소적 폐색을 유발하는 것

심장/호흡기계

I1k. **심혈관질환** — 관상동맥 혈관의 경화 및 탄성 저하의 특징을 보이는 만성적 상태로, 콜레스테롤, 지질, 지방식세포(脂肪食細胞)를 포함하는 플라그의 축적에 기인함

I1l. **만성폐색성폐질환** — 오랜 기간 동안 폐로 공기가 드나드는 데에 장애가 있는 모든 상태

I1m. **울혈성심부전** — 심장 안으로 들어온 혈액이 심박동을 통해 밖으로 다 나가지 못하는 상태로 관 내 혈액 누적, 신체 조직 내 수분 누적, 폐울혈을 일으킴

정신과

I1n. **불안증** — 비정신증적(nonpsychotic) 정신질환. 다음의 다섯 가지 종류가 있음

- 범불안장애(generalized anxiety disorder)
- 강박장애(obsessive-compulsive disorder)
- 공황장애(panic disorder)
- 공포증(phobias)
- 외상후스트레스장애(post-traumatic stress disorder)

I1o. **양극성 장애** — 조울증이나 양극성 장애와 같은 임상적 진단명이 있어야 함. 양극성 장애는 조울증의 최근 용어임

I1p. **우울증** — 슬프거나 공허하게 느끼거나, 울 것 같은 우울한 기분, 사고력이나 집중력 감소, 일상생활의 흥미나 즐거움 상실, 불면증이나 과수면, 기력 상실, 식욕 변화, 절망감, 무가치함이나 죄책감 등을 특징으로 하는 기분장애. 죽음이나 자살에 대한 생각을 포함할 수도 있음

I1q. **정신분열증** — 망상, 환각, 와해된 언어, 행동, 사고와 정서적 둔마를 특징으로 하는 장애로 편집형, 해체형, 긴장형, 미분화형, 잔류형과 같은 세부 종류로 나뉨

감염

I1r. **폐렴** — 박테리아나 바이러스로 인한 폐의 염증

I1s. **지난 30일 동안 요로감염** — 지난 30일 동안의 만성 또는 급성적인 증상을 포함. 의무기록에 이를 뒷받침하는 기록과 검사 결과가 있을 경우에만 기입함

기타

I1t. **암** — 비정상적인 세포의 분화로 인한 악성 물질의 성장이나 종양을 의미하는 것으로, 림프계나 혈류를 타고 신체 다른 부위에 전이될 수 있음

I1u. **당뇨** — 지속적인 갈증이나 과도한 소변 배출 증상이 나타나는 대사성 질환으로 인슐

린 의존성 당뇨와 인슐린 비의존성 당뇨(식이조절형 당뇨)로 나뉨

방법 의무 기록을 참고한다. 평가대상자 담당 의료인(primary physician 또는 nurse practitioner)의 의견을 참고한다. 평가대상자와 가족에게 물어본 후 간호사에게 다시 물어보아 확인한다. 만약 간호사가 평가대상자가 보고한 상태에 대해 알지 못하고 있다면 의사에게 확인하도록 한다.

기입 I1a ~ I1u까지의 모든 질병에 대해 아래의 보기 중 가장 적절한 응답을 기입한다.

0. 진단 받은 적 없음

1. 현재 주 진단명임 — 현재 시설 입소 서비스를 받고 있는 주요 이유가 되는 질병 진단임

2. 진단 받았으며, 이와 관련한 적극적인 치료 받고 있음 — 치료에는 약물치료, 치료적 재활 서비스, 상처간호, 정맥주사를 통한 항생제 치료, 흡인과 같은 의료적 또는 전문 간호 서비스 등이 포함됨

3. 진단 받았으며, 이를 모니터하고 있으나 적극적 치료는 받고 있지 않음 — 평가대상자는 검사나 활력 증후 측정을 통해 질병을 모니터하고 있긴 하지만, 적극적인 치료는 받고 있지 않음

I2. 기타 질병 진단

목적 현재 평가대상자의 ADL 상태, 인지 기능, 기분이나 행동 양상, 의학적 치료, 간호 감시, 사망의 위험과 관련하여 I1 영역에 나열되지 않은 질병이나 감염을 기록하는 것. 이미 치료가 되었거나 더 이상 평가대상자의 기능이나 케어 요구에 영향을 미치지 않는 상태들은 포함하지 않는다.

기입 빈칸에 진단명을 기재하고, 그 옆에 적합한 응답(질병 코드)("1", "2", "3")을 기재한다. 그리고 오른쪽 빈칸에 "한국표준질병·사인분류(ICD 코드)"를 기입한다. 적합한 한국표준질병·사인분류 코드를 선택하기 위해서는 의무 기록이나 진단 코드와 관련하여 필요하면 전문가에게 문의하거나 통계청 홈페이지(http://kostat.go.kr/kssc, 통계분류/한국표준질병·사인분류)를 참조한다.

주: 다른 진단을 기재하기 위해 필요하면 줄을 추가할 것

0. 진단 받은 적 없음

1. 현재 주 진단명임 — 현재 서비스를 받고 있는 주요 이유가 되는 질병 진단임

2. 진단 받았으며, 이와 관련한 적극적인 치료 받고 있음 — 치료에는 약물치료, 상처간호, 흡인과 같은 전문 간호 서비스 등이 포함됨

3. 진단 받았으며, 이를 모니터하고 있으나 적극적인 치료를 받고 있지 않음 — 평가대상자는 검사나 활력 증후 측정을 통해 질병을 모니터하고 있긴 하지만, 적극적인 치료는 받고 있지 않음

Section J

건강 상태

목적

평가대상자의 ADL 상태, 인지 기능, 기분 및 행동 양상, 의학적 처치, 간호 모니터링, 사망의 위험에 영향을 미칠 수 있는 건강 상태에 대해 기재하는 것. 대개 이러한 건강 상태들은 현재의 케어 플랜에 영향을 미치는 것들이다. 이미 치료가 되었거나 더 이상 평가대상자의 기능이나 케어 요구에 영향을 미치지 않는 상태들은 포함하지 않는다.

J1. 낙상

목적

평가대상자에게 낙상의 과거력이 있었는지를 알아보기 위한 것으로, 이는 향후 발생할 낙상이나 손상의 위험을 평가하는 데에 매우 중요한 요소이다. 적어도 한 번 이상 낙상의 과거력이 있는 대상자는 추후 낙상이 발생할 위험이 높다. 낙상은 요양시설에 거주하는 많은 사람들에게 질병이나 사망의 중요한 원인으로 알려져 있으며, 낙상으로 인한 고관절 골절은 전체 심각한 사고의 약 절반 정도를 차지한다.

정의

낙상 — 바닥, 땅이나 다른 낮은 위치로의 의도하지 않은 자세 변화로, 타인의 도움을 받고 있는 도중에 일어나는 낙상도 포함된다.

방법

최초 평가(입소) — 평가대상자와 가족들에게 물어본다. 전원(transfer) 관련 서류를 검토한다.
재평가 — 평가대상자의 의무 기록(예: 사고 보고서, 현재 간호 케어 계획, 의사 치료 지시서, 월별 요약지)을 검토한다. 대상자에게 직접 물어본다. 때로는 대상자가 낙상이 있더라도 "그냥 단지 헛디뎠을 뿐"이라고 생각하여 아무에게도 보고하지 않을 수 있으므로, 단순히 의무 기록지만 검토하지 말고 보기에 제시된 기간 동안 실제 낙상이 있었는지에 대해 대상자에게 직접 물어본다. 임상적으로 타당해 보이는 대상자의 진술은 받아들인다.

기입

0. 지난 90일 이내 없었음

1. 지난 30일 이내 없었으나, 31~90일 사이에 있었음

2. 지난 30일 이내 한 번 있었음

3. 지난 30일 이내 두 번 이상 있었음

J2. 최근 낙상

목적

평가대상자가 최근에 낙상 경험이 있는가에 대해 알아보는 것. 지난 평가 이후 30일 이내에 실시하는 추후 평가(follow-up assessment)에서만 사용된다.

J

정의 **낙상** — 바닥, 땅이나 다른 낮은 위치로의 의도하지 않은 자세 변화로, 타인의 도움을 받고 있는 도중에 일어나는 낙상도 포함된다.

기입 본 평가가 최초 평가이거나 마지막 평가가 최근 30일 이내에 있었다면 이 문항은 생략하도록 한다. 본 평가가 지난 평가 이후 30일 이상 지난 후에 실시되는 추후 평가(중요한 상태 변화, 재이용 시 평가 등)일 경우 기입하도록 한다.

0. 아니요, 지난 30일 이내 낙상 없었음

1. 예, 지난 30일 이내 낙상 있었음

J3. 문제 빈도

목적 평가대상자의 건강 및 기능 상태에 영향을 미치거나 미칠 수 있는 문제나 증상의 빈도를 기록하고, 질병, 사고, 기능 저하의 위험 요소를 파악하는 것. 이러한 문제들은 약물의 부작용과도 관련이 있을 수 있다.

정의

균형

J3a. 도움 없이는 스스로 일어서기 어렵거나 일어서지 못함

J3b. 서 있는 상태에서 몸을 돌려 반대 방향을 보는 것이 어렵거나 그렇게 하지 못함

J3c. 어지러움 — 자기가 빙빙 돌거나 주변 환경이 빙빙 돌고 있다는 불안정한 느낌

J3d. 불안정한 걸음걸이 — 낙상할 위험성이 있는 걸음걸이로서, 다양한 형태가 있음. 균형이 없어 보이거나 휘청거리며 걸음. 걸음걸이가 잘 조정되지 않거나 갑작스러운 움직임으로 걸음. 불안정한 걸음걸이의 예로는 큰 보폭의 부주의한 빠른 걸음, 부주의한 움직임, 발을 질질 끄는 것과 같은 비정상적으로 느린 걸음, 정지하거나 주저하는 듯하면서 걷는 넓은 보폭의 걸음 등이 있음

심장/호흡기계

J3e. 흉통 — 작열감, 압박감, 찌르는 듯한 느낌, 모호한 불편감 등으로 묘사되는 가슴 부위의 통증

J3f. 기도분비물 배출 어려움 — 지난 3일 동안(예: 약화나 통증으로 인해) 호흡기계 분비물을 배출시키기 위한 기침을 제대로 할 수 없다고 평가대상자가 보고하거나 관찰되거나, 분비물이나 가래를(예: 연하 곤란이나 통증으로 인해) 입이나(예: 가래의 점도, 기관절개관 입구에서 분비물 제거가 물리적으로 불가능함으로 인해) 기관절개관으로부터 모아 내지 못함. 예를 들어 기침을 하거나 가래를 뱉기에 너무 허약한 상태의 폐렴에 걸린 경우나 분비물 관리를 위해 꼭 흡인해야 하는 근위축성 측삭경화증 환자 등이 있음

정신과적

J3g. 비정상 사고 과정 — 평가대상자를 관찰했을 때, 표현하는 사고의 형태나 방법에 명백

한 이상이 있음. 연상이완, 사고의 단절, 사고의 비약, 사고의 이탈, 우원증, 음향연상, 지리멸렬, 신어조작, 동음이의어 말장난 등이 있음

연상이완(loose associations) — 대화의 주제가 관련 없이 한 주제에서 다른 주제로 이동함

사고의 단절(thought blocking) — 문장 중간에 갑자기 멈추는 것으로, 원래 말하려고 했던 내용으로 돌아가거나 다른 생각으로 마무리할 수 없음

사고의 비약(flight of ideas) — 매우 빠르게 생각한 것을 표현하여, 듣는 사람이 이를 따라가기 어려움

사고의 이탈(tangentiality) — 어떠한 주제로 대화하던 도중 갑자기 주제에서 벗어나 관련 없고, 부적합해 보이는 내용의 말을 함

우원증(circumstantiality) — 대화의 목적이 없고, 불필요한 구체적인 언급을 많이 하며, 대화의 최종 지점에 도달하기가 어려움

음향연상(clang association) — 사고의 연결이 매우 빈약하여 대화 시 운(韻, 각운, 음조가 비슷한 글자)을 맞추거나(rhyming) 동음이의어 말장난(punning)을 사용함

지리멸렬(incoherence) — 대화 내용이 명료하지 않고 혼란스러워 듣는 사람이 대화 내용을 제대로 이해할 수 없음

신어조작(neologisms) — 몇 가지 단어로부터 새로운 단어를 만들어 내어 듣는 사람이 이해할 수 없음

동음이의어 말장난(punning) — 소리는 비슷하나 뜻은 다른 단어를 사용함

J3h. **망상** — 상반되는 명백한 증거가 있음에도 불구하고 다른 사람과 공유할 수 없는 자신만이 지닌 고착화된 잘못된 믿음(예: 자신이 말기 질환에 걸렸다고 믿거나, 배우자가 외도를 한다고 생각하거나, 제공되는 음식에 독이 있다고 생각하는 것)

J3i. **환각** — 실제적 자극은 없으나 실제 일어나고 있다고 생각하는 잘못된 감각 지각. 환각은 청각(예: 목소리를 들음), 시각(예: 사람이나 동물을 봄), 촉각(예: 피부에 벌레가 기어다니는 느낌), 후각(예: 유독가스 냄새를 맡음), 미각(예: 이상한 맛이 남)에 걸쳐 모두 나타날 수 있음

신경학적

J3j. **실어증(aphagia)** — 뇌의 질병이나 손상으로 인해 발생한 언어장애로 자신의 생각을 표현(말하기나 쓰기)하는 데에 어려움이 있거나, 말이나 글로 된 것을 이해하는 데에 어려움이 있음

소화기계

J3k. **위산 역류** — 위에서 인후로 소량의 위산이 역류함

J3l. **변비** — 지난 3일 동안 배변 활동이 없거나 딱딱한 대변으로 배출이 어려움

J3m. **설사** — 원인에 관계없이 자주 묽은 대변을 보는 것

J3n. **구토** — 약의 독성, 인플루엔자, 정신과적 문제 등의 병인과 관계없이 위에 있는 내용물이 역류하여 올라오는 것

수면 문제

J3o. 수면을 시작하거나 유지하기 어려움, 너무 쉽게 잠을 깨거나 안절부절못함, 숙면 취하지 못함

- 잠을 자려고 시도할 때부터 실제 잠이 들 때까지의 시간이 길어짐
- 내재적인 요인으로 인해 계획한 시간 전에 잠에서 완전히 깨는 것(외부적인 원인으로 인해 깨는 상황은 제외)
- 반복적인 뒤척임, 움직임이나 잠을 깰 정도의 꿈 등을 동반하는 수면으로, 잠을 자거나 잠에서 깨었을 때 편안하다고 느껴지지 않음
- 소리나 움직임 때문에 쉽게 잠에서 깨는 것으로, 잠이 든 이후 한 번 이상 깸

J3p. 과도한 수면 — 정상 기능을 방해받을 정도로 과도한 시간 동안 수면을 취함

기타

J3q. 흡인(aspiration) — 폐로 음식물이나 물이 흡입되는 것

J3r. 발열 — 대개 감염으로 인해 발생하는 체온의 상승

J3s. 위장관계 출혈 또는 비뇨생식기계 출혈 — "위장관계 출혈"은 위장관 관련 검사나 직장 검진이나 잠혈 검사를 통해 진단된 출혈과 관련한 기록이 있어야 함. 출혈은 선홍빛 혈액과 같이 명백하게 나타날 수도 있고, 잠혈검사 양성과 같이 숨어 있을 수도 있음. "비뇨생식기계 출혈"은 비뇨생식기계에 발생한 출혈을 의미하는 것으로, 어둡고 탁한 소변을 보는 경우는 출혈 여부에 대해 검사를 해 보아야 함. 이미 본 소변에 피가 섞여 있음을 육안으로 확인하거나, 요도구로부터 선홍빛 피가 나오는 것을 볼 수도 있음

J3t. 위생 — 매우 단정치 못하고 엉클어진 위생 상태로, 문화적으로 적합하다고 여겨지는 정도를 넘어선 위생의 불량 상태가 관찰됨. 불량한 위생은 피부 손상의 위험을 높이고, 다른 건강 문제나 심리적 문제를 동반함

J3u. 말초부종 — 발, 발목, 다리에 비정상적으로 수분이 차 있는 것

기입

지난 3일간 있었던 문제에 대해 기입함

0. 없음

1. 있으나, 지난 3일간 나타나지 않음

2. 지난 3일 중 하루 나타남

3. 지난 3일 중 이틀 나타남

4. 지난 3일 중 매일 나타남

J4. 호흡곤란

목적

호흡곤란의 단계를 기술하는 것

정의 숨이 멈추거나 숨이 차는 것을 평가대상자가 보고하거나, 이러한 증상이 관찰된다.

방법 평가대상자에게 숨이 차는 증상이 있는지 물어본다. 숨이 찬다고 응답하면, 증상이 격한 운동 시에 나타나는지 일상생활활동을 할 때 나타나는지 휴식 중에 나타나는지 확인한다. 평가대상자가 응답을 할 수 없다면 의무 기록을 검토하고 의료진이나 가족의 의견을 참고한다.

기입 아래의 보기에서 적절한 응답을 선택하되, 지난 3일 동안 가장 심각하게 발생했던 증상을 기준으로 기입한다. 지난 3일 동안에는 없었으나 평가대상자가 활동할 때 발생할 수 있다면, 대개 호흡곤란을 유발시킬 수 있을 만한 활동 수준(일상생활활동 또는 중등도의 활동)에 따라 보기를 선택한다.

"중간 정도의 활동"은 장거리 걷기, 두 계단씩 오르기, 정원 가꾸기 등과 같은 신체적 활동을 의미하며, "평상시 일상 활동"은 목욕하기, 이동하기와 같은 ADL과 식사 준비, 쇼핑하기와 같은 IADL을 의미한다.

0. 증상 없음

1. 휴식 시에는 증상 없으나, 중간 정도의 활동 시에는 증상 있음

2. 휴식 시에는 증상 없으나, 평상시 일상 활동 시에는 증상 있음

3. 휴식 시에도 증상 있음

J5. 피로

목적 피로나 기력 저하의 정도를 기록하는 것. 피로는 만성질환이나 말기 질환과 관계가 있다.

정의 압도적이거나 지속적인 지친 느낌으로 인해 신체 활동 또는 정신 활동 기능의 저하를 유발하는 것을 의미한다.

기입 다음 나열된 보기 중에서 적절한 응답을 기입한다. 지난 3일 동안에는 피로감이 없었으나 평가대상자가 활동할 때 발생할 수 있다면, 피로감을 유발시킬 수 있을 만한 활동 수준에 따라 보기를 선택한다.

0. 없음

1. 최소한 — 기력은 감소했으나, 일상 활동은 완전히 수행함

2. 중간 정도 — 기력의 감소로 인해, 일상 활동을 **완전히 마칠 수 없음**

3. 심한 피로 — 기력의 감소로 인해, **일부** 일상 활동을 **시작할 수 없음**

4. 어떤 일상 활동도 시작할 수 없음 — 기력의 감소로 인함

J6. 통증 증상

주: 항상 평가대상자에게 통증의 빈도, 강도, 조절에 대해 직접 물어보도록 한다. 평가대상자를 직접 관찰하고 평가대상자와 접촉이 있는 사람에게 물어보도록 한다.

목적

평가대상자가 경험하는 통증의 빈도와 강도를 기록하는 것. 이 문항은 통증의 징후를 파악하고, 통증 관리 중재에 대한 평가대상자의 반응을 모니터링하는 데에 사용될 수 있다. 상당수의 통증이 있는 평가대상자들이 적절치 못한 관리를 받거나 아예 관리를 받지 못하고 있다. 특히 만성적인 비암성 통증은 종종 간과되거나 치료되지 않았는데, 그러한 가장 큰 이유는 많은 대상자가 나이를 먹으면 원래 아픈 것이며, 이러한 통증을 감소시킬 방법이 없다고 잘못 생각하고 있기 때문이다. 통증 조절은 종종 재활, 대인관계의 확대, 활동 참여를 가능하게 한다.

정의

통증 — 대개 실제 혹은 잠재적인 조직 손상과 관련이 있는 "불유쾌한 감각과 정서적 경험"으로, 어떤 신체 부위에도 발생하는 신체적 통증이나 불편감을 의미한다. 통증은 국소적으로 나타날 수도 있고 전신에 나타날 수도 있다. 급성 또는 만성, 지속적 또는 간헐적, 휴식 중 또는 활동 중에 나타날 수도 있다. 통증의 경험은 매우 주관적이며 대상자가 통증이라고 호소하는 것은 통증이다.

통증의 증거 — 평가대상자가 통증을 말로 호소하지 않거나 통증을 말하거나 묘사하지 못하는 경우, 다른 사람들이 (증상이나 징후를) 관찰한 것에 의존한다.

방법

통증의 유무를 나타내거나 심각도를 평가하는 객관적인 지표나 테스트는 존재하지 않는다. 평가대상자가 경험하는 통증은 조직 손상의 종류나 정도와 비례하지 않을 수 있다. 때로는 만성 통증을 유발하는 특정 원인을 밝혀내기는 어렵지만, 대상자가 거부하지 않는 한, 통증을 평가하고 조절해 주어야 한다.

지난 3일 동안 통증이 있었는지 평가대상자에게 물어본다. 통증의 존재와 강도에 대한 가장 정확하고 신뢰할 수 있는 증거는 대상자의 진술이다. 인지 기능이 손상된 대상자라 하더라도 통증에 대한 자가보고는 신뢰할 만한 자료로 고려되어야 한다. 그러나 평가자가 단순히 "통증이 있나요?"라고 물어본다면 정확한 응답을 얻지 못할 수 있다. 대상자는 보통 "통증"을 수술이나 발목을 삐는 것과 같이 급성적인 사건 이후의 강렬한 경험으로 생각할 수 있기 때문이다. 예를 들어 휠체어에 타거나 화장실에 가기 위해 움직일 때 발의 통증이 "발생"하나, 대개는 큰 불편을 주지 않는 경우, "통증"이 없다고 답할 수 있다. 대상자들은 보통 통증을 "불편감", "작열감", "아픔", "찌르는 듯함", "조이는 듯함", "묵직함", "쓰림", "찌릿함", "고통" 등과 같이 약간 다른 단어들을 사용한다.

평가대상자에게 자신의 느낌을 묘사해 보라고 하면서, 통증의 징후가 있는지 살핀다. 신음을 내거나, 울거나 그 외의 다른 소리를 내는 것, 움츠리거나, 찌푸린 얼굴을 하거나, 이상한 표정을 짓는 것, 그리고 몸의 한 부분을 감싸거나 보호하는 것 같은 몸짓을 하고, 매우 조용하게 누워 있는 것 또는 일상적으로 하던 활동이 감소하는 것 등은 통증이 있음을 나타내는 징후가 될 수 있다. 일부 대상자들에게서는 통증의 유무를 구별하기 어렵다. 예를 들어 치매 환자는 통증이 있다는 것을 도움을 요청하거나, 아픈 표정이거나, 먹는 것을 거절하거나, 움직여 주려 하거나 신체 일부를 만지려 하는 요양보호사를 밀쳐 내는 등의 특정한 행동으로 통증을 표현하긴 하지만, 말로 표현하기는 불가능할 수 있다. 이러한 행동들은 단지 통증만을 의미하는 것이 아니라, 오히려 다른 잠재적인 다양한 문제들과 관련 되었을 수 있다. 그러나 평가자가 이러한 대상자의 행동이 통증 때문일 가능성이 있다고 임상적인 판단이 든다면, 통증이 있다고 기재하고 통증의 강도를 적절히 판단한다. 만약 대상자가 지난 3일간 통증을 호소하거나 징후를 보인 적이 있었는지 대상자를 돌보고 있는 요양보호사나 치료사들에게 물어본다. (**주: 통증의 빈도와 강도에 대해 대상자에게 가장 먼저 직접 물어보아야 한다.**)

응답을 기입할 때에는 평가자의 임상적 판단에 따른다. 만약 정확한 통증의 빈도와 강도를 판단하기 어렵다면, 더욱 심한 통증의 경우를 기준으로 기입한다. (**근거: 통증이 있는 평가대상자는 원인을 파악하고, 편안해질 수 있도록 하는 통증 조절 방법을 알아내기 위해 추가 평가가 필요할 것이므로, 평가자는 대상자의 통증을 감소시킬 수 있는 기회를 놓치지 않도록 한다.**)

J6a. **통증을 호소하거나 통증이 있음이 드러나는 빈도**

정의 얼마나 자주 평가대상자가 통증을 경험하는지 측정(통증을 보고하거나 보임). 얼굴을 찡그리거나, 이를 악물거나, 신음을 내거나, 만졌을 때 움츠러드는 등 통증이 있음을 알 수 있는 비언어적 표시를 모두 포함한다.

기입

0. 통증 없음

1. 통증이 있으나, 지난 3일간 나타나지 않음

2. 지난 3일 중 1~2일간 나타남

3. 지난 3일 동안 매일 나타남

J6b. **현재 있는 가장 심한 통증의 강도**

정의 평가대상자가 보고하거나, 평가대상자에게서 관찰된 통증의 정도를 측정. 현재의 가장 높은 수준의 통증을 기록한다.

기입

0. 통증 없음

1. 약한 통증

2. 중간 정도의 통증

3. 심한 통증

4. 끔찍하거나 극심한 통증

J6c. **통증의 지속 정도**

정의 평가대상자의 관점에서 통증의 빈도(약해졌다 강해지는)를 측정

기입

0. 통증 없음

1. 지난 3일 동안 단 한 번 있었음

2. 간헐적임

3. 지속적임

J6d. **돌발적 통증(breakthrough pain)**

정의 지난 3일 동안 갑작스럽게 발생한 극심한 급성 통증을 경험한 적이 있는가. 돌발적 통증은 복용 중인 진통제로 조절되지 않을 정도로 극심하거나, 한계용량의 진통제로도 조절되지 않는 통증이 반복적으로 나타난다.

기입

0. 없음

1. 있음

J6e. **통증의 조절**

정의 (평가대상자의 관점에서) 통증을 조절하기 위한 현재의 치료 방법의 적합성. 평가대상자 자신, 돌봄제공자, 대상자를 돌보는 직원에 의해 대상자에게 적용되고 있는 약물, 마사지, 경피적 신경전기자극 치료기(Transcutaneous Electrical Nerve Stimulator: TENS)나 기타 치료 방법이 적합한가 적합하지 않은가를 나타낸다.

기입

0. 통증 문제 없음

1. 현재 통증은 견딜만 함. 통증 치료를 시작, 변경할 필요 없음

2. 현재 치료 방법으로 통증이 적절히 조절되고 있음

3. 현재 치료 방법을 잘 따를 경우 통증이 잘 조절되나, 때때로 처방에 따르지 않음

4. 현재 치료 방법을 따르긴 하지만, 통증이 적절히 조절되지 않음

5. 현재 통증 치료 방법을 따르지 않음. 통증이 적절히 조절되지 않음

통증 기입 방법의 예

G씨는 장/단기 기억력의 문제와 중등도의 인지 기능장애를 가지고 있으며, 지난 3일 동안 매일 한 번씩 주임간호사에게 통증을 없애기 위해 진통제를 달라고 요구하였다. 투약 기록지에는 매일 저녁 타이레놀을 복용했다고 기록되어 있다. 주임간호사는 G씨가 진통제를 요구할 때 자기 왼쪽 엉덩이를 문지르고 있다고 한다. 하지만 G씨에게 통증이 있냐고 물어보면 괜찮다며 전혀 통증이 없었다고 대답한다.

통증의 빈도: "3" **통증의 강도: "1"**

판단의 근거: G씨는 지난 3일 동안 있었던 통증을 보고했다는 것을 잊은 것이므로, G씨에게 약한 통증이 매일 있었다고 기입해야 함

T씨는 인지적 문제가 없으며, 자기관리, 사회 활동, 여가 활동에 잘 참여한다. 지난 3일 동안 활기찬 모습이었고, 활동에 열심히, 그리고 적극적으로 참여해 왔다. 밤에 직원이 체크할 때, 그는 잠자는 것 같았다. 그러나 통증에 대한 질문을 해 보니, 밤마다 다리에 극심한 경련이 있어 아침에 일어나면 매우 피곤하다고 한다.

통증의 빈도: "3" **통증의 강도: "4"**

판단의 근거: 직원이 보기에 T씨가 편안해 보이긴 했지만, 그는 실제로 다리에 극심한 경련이 있다고 보고했으므로 T씨가 평가자에게 보고한 사실을 바탕으로 하여 기입해야 함

J7. 상태의 불안정성

목적

지난 3일 동안 평가대상자의 질병이나 건강 상태가 급격하게 변화하거나 불안정하거나 나빠진 경우가 있는가를 평가하는 것

정의

J7a. 현재의 질병이나 상태가 인지, 일상생활, 정서, 행동 양상 등을 불안정하게 만듦(변동, 위태, 악화) — 평가대상자의 상태가 계속 변하고 있으며, 현재의 복잡한 상태로 인해 치료를 제대로 하기 어려움(예: 대상자가 통증을 다양한 수준으로 느낀다거나, 진통제의 효과에 다양한 반응을 보이는 경우). 지난 3일 동안 "견딜만한 날(good days)"에는 일상생활활동에 잘 참여하고, 좋은 기분으로 좋아하는 여가 활동에 참여하지만, "견디기 어려운 날(bad days)"에는 다른 사람에게 의존적이거나, 안절부절못하거나, 우는 등의 상태가 나타날 수도 있음. 통증을 일으키고 운동이나 감각에 장애를 일으키는 궤양성 대장염, 류머티스 관절염, 다발성 경화증과 같은 질병을 가지고 있을 수 있으며, 타인에게 의존적이 되거나 우울증이 나타나기도 함

J7b. 급성기 문제를 경험하거나 만성적 또는 재발성 문제를 악화 — 평가대상자에게 급성적으로 건강 문제의 증상(예: 최초로 발생한 심근경색, 약물 부작용, 인플루엔자)이 나타나거나, 재발성 문제(예: 흡인성 폐렴, 요로감염)가 갑작스럽게 나타남. 또는 만성적이었던 문제가 갑작스럽게 나타나거나 악화됨(예: 천식의 과거력이 있었던 대상자에게 새롭게 호흡곤란 증상이 나타남, 울혈성 심부전이 있는 대상자에게 하지부종이 심각해지고 정신착란 증상이 나타남. 수년 동안 관절염을 앓던 대상자에게 갑작스러운 관절통과 부종이 나타남). 이러한 급성 문제는 대개 갑자기 발생하고, 제한된 시간 동안 지속되며, 의사의 평가와 간호사의 주의 깊은 모니터링이 요구됨

J7c. 생존 기간이 6개월 이하의 말기 질환 상태 — 의사의 임상적 판단에 의해 평가대상자가 6개월 이하의 생존이 예측되는 말기 질환의 상태라는 것을 대상자나 가족이 들음. 말기 질환에 대한 판단은 질병 진단과 치료 과정의 악화에 대해 구체적으로 기록된 자료에 의해 입증되어야만 함

방법

평가대상자를 관찰한다. 직원들, 특히 평가대상자의 담당의사에게 의견을 구하도록 한다. 의무 기록을 검토한다. 평가자는 말기 질환(J7c)에 대해 평가대상자에게 직접 묻는 것이 적절한지 임상적으로 판단하도록 한다.

기입 | 적절한 응답을 선택한다.

0. 아니요

1. 예

J8. 스스로 표현한 건강 상태

방법

평가대상자에게 "전반적으로 건강 상태가 어떠하신지요?"라고 물어본 후, 아래의 보기 중에서 평가대상자의 응답을 선택하여 기록한다. 평가대상자의 건강 상태에 대해 평가자가 추측하여 기입하거나, 가족이나 친구, 다른 정보원들의 평가를 기입하지 않도록 한다. 이 문항은 반드시 스스로 표현하는 내용을 바탕으로 기입되어야 한다. 만약 대상자가 인지 기능 장애로 인해 응답을 할 수 없거나 응답을 거부하는 경우, 이 문항에 대해 깊이 생각하거나 대상자의 응답을 추측하지 말고, 응답 불가(거부) 보기를 기입하도록 한다.

기입

0. 매우 좋음

1. 좋음

2. 보통

3. 나쁨

8. 응답 불가(혹은 거부)

J9. 담배와 술

J9a. 매일 흡연 여부

목적

평가대상자가 매일 흡연하는지 여부를 평가하는 것

정의

담배 — 시가나 담배, 기타 흡인하는 다양한 담배 관련 제품(tobacco product that is inhaled)을 말한다.

방법

평가대상자에게 직접 물어본다. 담배 관련 질문은 평가대상자에게 민감한 문제이거나 평가자에게 불편한 감정을 유발시킬 수도 있다. 이러한 감정에 대해 잘 숙지하도록 한다. 대상자에게 흡연 여부에 대해 "담배를 피우시나요?"와 같이 단순하고 비판단적인 질문을 한다. 만약 피운다고 대답하면, 흡연 빈도를 물어본다. 대상자가 평가받는다는 느낌이나 뭔가 잘못하고 있다는 느낌이 들지 않도록 정중하게 얘기를 꺼내도록 한다. 예를 들어 "제가 했던 다른 질문처럼, 당신에 대해 좀 더 알고 싶은 부분이 있습니다. 뭔가 잘못하고 있다는 게 아닙니다."라고 말할 수 있다. 흡연에 대해 가족이나 돌봄제공자에게 확인해 보는데, 대상자가 있는 곳에서 물어보지 않도록 한다.

기입 **0. 아니요**

1. 보통 매일 흡연하나, 지난 3일간은 피우지 않음

2. 예

J9b. 음주 여부

목적 **지난 14일 동안** "한자리에서(single sitting)" 마신 최대 잔 수를 파악하여 평가대상자에게 잠재적 음주 관련 문제가 있는지 확인하는 것

정의 **술** — 맥주, 와인, 혼합주, 양주 등

한자리에서(single sitting) — 저녁 식사 때, 친구들과 만날 때, TV 볼 때와 같이 주어진 일정한 시간을 의미한다.

방법 평가대상자에게 술을 마시는지 직접적으로 물어본다. 필요하다면 가족에게도 물어본다. 때때로 평가대상자와 가족에게 따로 물어보는 것이 신중한 방법이다. 대상자에게 "술을 드십니까?"라고 질문을 시작하고, 마신다고 대답하면 "지난 14일을 돌이켜 생각해 볼 때, 한 번에 가장 많이 드셨을 때 몇 잔을 드셨습니까?"라고 질문한다.

기입 평가대상자가 지난 14일 동안 한 번에 가장 많이 마신 잔 수를 기입한다.

0. 아니요

1. 1잔

2. 2~4잔

3. 5잔 이상

Section K

구강과 영양 상태

K1. 신장과 체중

목적

평가대상자의 영양 및 수분 공급 상태, 일정 기간 동안의 체중의 안정성을 모니터링하기 위해 현재의 신장과 체중을 기록하는 것. 예를 들어 부종이 있었던 사람은 이뇨제를 복용함으로써 체중 감소를 기대할 수 있다. 그리고 체중 감소는 열량 섭취의 제한, 운동 프로그램 참여로 인한 의도된 결과일 수도 있고 또는 영양 섭취 부족이나 영양 장애 등과 같은 의도치 않은 상태로 인해 유발될 수도 있다.

K1a. 신장

방법

줄자나 다른 신장 측정 장치를 활용하여 센티미터(cm) 단위로 신장을 측정한다. 만약 가장 최근에 측정한 신장이 1년 이상 지난 것이라면, 평가대상자의 신장을 다시 측정하도록 한다. 가능하면 눈금이 올바로 조정된 측정 장치를 사용하여 측정하되, 만약 시설 내 측정 장치가 없다면, 평가대상자나 가족, 돌봄제공자에게 추정치를 물어본다.
소수점 첫째 자리에서 반올림하여 센티미터(cm) 단위로 기재하도록 하며, 신발을 벗는 등 규칙에 따라 일정하게 키를 측정하도록 한다.

기입

각 칸에 한 숫자씩 기입한다.

K1b. 체중

방법

의무 기록지를 확인한다. 만약 가장 마지막으로 측정한 체중이 1개월이 넘었거나 측정된 체중이 없다면, 평가대상자의 체중을 다시 측정한다. 만약 평가대상자의 체중을 지난 달에 두 번 이상 측정했다면, 가장 최근에 측정한 체중을 기입한다.

기입

한 칸에 한 숫자를 기입한다. 소수점 첫째 자리에서 반올림을 하여 세 자리 정수로 기입하되, 체중이 100kg 미만인 경우 첫째 자리에 "0"을 기입한다. 지난 30일 이내에 측정한 가장 최근 것이 기준 체중이다. 소변 본 후 혹은 식사 전에 측정하는 등 규칙에 따라 일정하게 체중을 측정한다. 눈금이 올바로 조정된 체중계를 사용하여 측정하되, 만약 시설 내 체중계가 없다면 평가대상자나 가족, 돌봄제공자에게 추정치를 물어본다.

K2. 영양 관련 문제

목적

지난 3일 동안 기능 저하를 유발했거나, 평가대상자의 건강이나 기능 상태에 영향을 미치거나 미칠 수 있는 특정한 문제, 상태, 위험 요인을 규명하는 것. 이러한 문제는 흔히 교정되고 개선될 수 있다.

K2a. **지난 30일 이내 5% 이상 또는 지난 180일 이내 10% 이상의 체중 감소**

방법 평가대상자와 가족에게 지난 30일에서 180일 동안의 체중 변화에 대해 물어본다. 가능하다면 실제 기록된 체중을 이용하되, 만약 체중 기록이 없다면 평가대상자에게 체중 변화에 대한 주관적인 의견을 물어본다. "지난 설날"과 같이 약 6개월 전을 알 수 있는 특정한 사건은 평가대상자의 180일 전 체중을 기억하게 하는 데 도움이 될 수 있다. 평가자는 "몇 kg이나 체중이 감소한 것 같으세요?"와 같이 물어봄으로써 응답하는 데에 도움을 주고, 이에 대해 대상자가 응답한 것을 기록된 자료나 평가자가 추측한 대상자의 체중과 머릿속으로 비교해 본다. 또한 평가자는 "체중이 많이 감소했던 적이 있나요? 예전보다 훨씬 말랐거나 쇠약해졌다고 느껴지나요?"라고 물어보거나 "옷이 매우 헐렁해 보이는데, 6개월 전에 지금보다 훨씬 살이 쪘었나요?"라고 물어볼 수도 있다.

체중 감소 계산하는 방법의 예

체중 감소율을 계산하기 위해서는 감소된 체중을 예전 체중으로 나눈 후 %를 계산하기 위해 100을 곱한다. 소수점 첫째 자리에서 반올림한다.
예를 들어 3개월 전에 65kg이었는데, 현재는 57kg이다.

8/65 = 0.12

0.12 × 100 = 12%

평가대상자는 지난 3개월 동안 12%의 체중이 감소하였다.

K2b. **탈수 또는 BUN/Cr > 25**

방법 탈수를 알아내는 것은 어려울 수 있다. 증상과 징후(예: 일정 시간 동안 심한 구토)에 근거한 평가자의 임상적 판단을 기록한다. 탈수의 증상으로는 어지러움, 혼미, 소변량 감소, 피부 긴장감 감소, 건조한 점막, 변비, 발열, 소변 농축 정도, 몸무게 변화 등이 나타날 수 있다. 대신 탈수 상태를 나타내는 검사 결과(예: BUN/Cr > 25)를 기입할 수도 있다.

K2c. **하루 1,000cc 미만의 수분 섭취**

정의 지난 3일 동안 전혀 혹은 거의 수분을 섭취하지 않았다.

K2d. **수분 배출이 섭취를 초과**

정의 평가대상자의 수분 손실량이 수분 섭취량보다 많다(예: 구토, 열, 설사 등으로 인한 수분 손실이 수분 보충량을 초과함).

기입 적절한 응답을 찾아 기입한다.

0. 없음

1. 있음

K3. 영양 섭취 방법

목적 연하 기능은 다양한 질병 과정과 기능 상태의 저하에 의해 영향을 받을 수 있다. 연하 능력의 저하는 음식물로 인해 사레들리거나 폐로 흡인이 될 수 있게 하는데, 이는 질병 이환이나 사망을 초래할 수도 있다. 종종 연하 기능 장애가 있는 사람들은 입을 통해 음식물을 삼키도록 하기 위해 음식물이나 액체류의 점도를 조절해 주어야 한다. 이 문항은 연하 곤란이 있는 경우 필요한 식이 변경에 대한 구체적인 설명을 제시하고 있다.

정의 **영양 공급관(feeding tube)** — 음식물, 액체, 약물을 위장관계로 직접 보내기 위한 다양한 종류의 관을 이용한 영양 방법으로, 예를 들어 비위관(nasogastric tubes), 위루관(gastrostomy tubes), 공장루관(jejunostomy tubes), 경피적내시경위루관(percutaneous endoscopic gastrostomy: PEG tube) 등이 있다.

형태가 변형된 식사(기계적 식이, mechanically altered diet) — 구강 섭취량를 증진하기 위해 음식물의 점도를 변형시켜 놓은 특별한 식이로, 예를 들어 연한 고체류, 다지거나 으깨거나 간 고기 등이 있다. 사레가 걸리는 것을 막기 위해 걸쭉한 액체류만 먹을 수 있는 사람들의 식단도 포함

비경구(위루관) 영양만(parenteral feeding only) — 총비경구 영양(total parenteral nutrition: TPN)과 같은 모든 종류의 비경구 영양 방법을 포함

방법 평가대상자를 관찰하고 대화해 본다. 가능하다면 평가대상자의 의사, 영양사, 언어치료사의 의무 기록지를 검토한다.

기입 제시된 보기 중에서 현재의 연하 곤란 증상에 적응하기 위한 식이 처방을 가장 잘 표현한 것을 고른다.

0. 정상 — 모든 종류의 음식을 삼킴

1. 제한이 있으나 독립적임 — 예: 유동식은 조금씩 마시며, 제한된 고형식을 함. 식이 변경의 필요성은 없어 보임

2. 고형식을 삼키려면 식이 변경이 필요함 — 예: 기계적 식이(다지거나 으깨거나 간 음식 등) 또는 특정 음식만 섭취할 수 있음

3. 유동식을 삼키려면 식이 변경이 필요함 — 예: 걸쭉한 유동식

4. 다지거나 으깬 고형식과 걸쭉한 유동식만 삼킬 수 있음

5. 경구와 비경구/관 영양을 같이함

6. 비위관 영양 섭취만(nasogastric tube feeding only)

7. 위루관만(abdominal feeding tube only) — 예: 경피적내시경위루관(PEG tube)

8. 비경구 영양만(parenteral feeding only) — 예: TPN 같은 모든 종류의 비경구 영양 포함

9. 평가 기간 동안 영양 섭취가 없었음 — 지난 3일 동안 평가대상자에게 어떠한 형태의 영양 섭취도 일어나지 않았음

K4. 비경구 또는 장관 영양을 통한 칼로리 섭취량[한국]

목적

지난 3일 동안 비경구 또는 관을 통해 섭취한 열량의 비율을 기록하는 것

정의

총 칼로리 섭취 비율(proportion of total calories received, 1일 평균) — 평가대상자가 지난 3일 동안 비경구 또는 경관 영양을 통해 실제적으로 섭취한 열량의 비율. 비경구 또는 경관 영양을 통한 열량을 총열량과 비교하여 결정한다.

방법

평가대상자의 섭취량 기록지를 검토한다. 만약 대상자가 입을 통해 음식물이나 액체를 섭취하지 않거나 단지 조금씩 홀짝이며 먹는 수준이면 **"1"**을 기입한다. 대상자가 상당한 양의 음식물을 입으로 먹는다면, 비경구 또는 경관 영양 섭취량을 계산할 수 있는 영양사에게 자문을 구하도록 한다.

기입

가장 적절한 응답을 찾아 기입한다.

0. 전혀 없음

1. 비경구/장관 영양 튜브가 있긴 하나, 열량 섭취는 없었음

2. 총열량의 1~25%

3. 총열량의 26~50%

4. 총열량의 51% 이상

정맥 또는 경관 영양을 통한 섭취량의 비율 계산의 예

H씨는 수술 이후 위관 영양을 하고 있다. 그는 현재 의식도 훨씬 명료해지고 기분도 나아지고 있다. 그는 관을 제거하고 싶어 한다. 입으로 부드러운 고형 음식을 먹어 왔지만 소량의 양만 먹을 수 있다. 지난 주 동안 그는 영양 보충을 위해 경관 영양을 실시하였다. 그의 구강 섭취가 개선됨에 따라 관을 통해 먹는 양은 감소될 것이다. 영양사는

다음과 같이 하루에 그가 섭취한 열량을 계산하였다.

1단계

일요일: 구강 영양 (500) + 경관 영양 (2,000)

월요일: 구강 영양 (250) + 경관 영양 (2,250)

화요일: 구강 영양 (250) + 경관 영양 (2,250)

합계 구강 영양 (1,000) + 경관 영양 (6,500)

2단계: 총열량 = 1,000 + 6,500 = 7,500

3단계: 총열량 중 총경관영양열량의 비율을 계산한다.

(6,500 × 100) / 7,500 = 86.7% (총열량의 86.7%가 경관 영양으로 섭취됨)

4단계: "3" 비경구 또는 경관 영양 섭취량은 26% 이상

K5. 치아 또는 구강

목적

지난 3일 동안 구강 내에 문제가 있는가를 기록하는 것

정의

K5a. 의치 착용(탈부착 인공보철물) — 상부 또는 하부 치아의 일부 또는 전체를 대신하는 인공치아를 가지고 있으며, 의치는 본인 또는 타인에 의해 탈부착이 가능함

K5b. 부러졌거나, 조각났거나, 흔들리는 등 온전하지 않은 치아들이 있음 — 빠졌거나, 깨졌거나(치아 일부의 손실), 흔들리는(건드리면 움직임) 치아를 가지고 있음

K5c. 구강 또는 안면 통증이나 불편감을 보고함

K5d. 구강 건조를 보고함 — 구강이 건조하거나 입으로 음식물을 이동시키는 데 어려움을 호소함

K5e. 씹는 데 어려움이 있음을 보고함 — 원인(예: 잘 맞지 않는 의치, 저작 기능 관련한 신경학적 장애나 측두하악관절 통증이나 치통)에 상관없이, 통증이나 장애는 없지만 음식을 씹기 어려움

K5f. 자연 치아나 치아 조각들 주변 잇몸(연조직)의 염증이나 출혈이 있음

방법

위의 보기에 나열된 증상에 대해 평가대상자에게 물어본다. 가능하다면 식사 시간 동안 평가대상자를 관찰한다. 저작이나 연하장애, 구강 통증을 유발시킬 수 있는 구강 내의 비정상적인 요소에 대해 조사한다. 구강 검진을 할 때에는 일회용 장갑을 사용한다.

기입

0. 아니요

1. 예

Section L

피부 상태

목적

평가대상자의 피부 상태를 알고, 궤양의 유무와 단계를 파악하고, 기타 피부 상태를 기록하고, 있을 수 있는 모든 족부 문제를 기록하는 것

L1. 가장 심한 압박성 궤양(욕창) 부위의 단계

목적

지난 3일 동안 평가대상자의 신체에 발생한 가장 심한 압박성 궤양에 대해 기록하는 것

정의

압박성 궤양(욕창) — 지속적인 압력에 의해 발생한 피부 상처로서, 대개 뼈의 돌출 부위에 발생하며, 육안으로 보이는 조직 손상의 정도에 따라 단계가 구분됨

피부에 지속적인 발적이 있는 부위 있음 — 피부 일부에 지속적으로 발적이 있고, 압력이 제거된 후에도 발적이 사라지지 않음. 피부 손상은 없음. "1단계"로 구분함

피부층의 일부 손실이 있음 — 피부의 벗겨짐, 수포, 얕게 파인 부분(crater)이 육안으로 보이는 부분적인 피부층의 소실. "2단계"로 구분함

피부에 깊게 파인 부분(crater)이 있음 — 피부의 전층이 소실되어 피하조직이 노출됨. 깊게 파인 부분(crater)이 보이며 인접 조직의 손상이 있을 수도 있고 없을 수도 있음. "3단계"로 구분함

근육 또는 뼈가 보이는 피부 파열이 있음 — 피부의 전층과 피하조직이 모두 소실되어 근육이나 뼈가 노출됨. "4단계"로 구분함

방법

평가대상자의 의무 기록을 검토하고, 궤양 발생에 대해 요양보호사의 의견을 구한다. 평가대상자를 직접 살펴보고 가장 심한 궤양이 있는지 파악한다. 몸 전체를 살펴보지 않는다면, 1단계 궤양은 특히 놓치기 쉽다.
어두운 피부색을 지닌 대상자의 경우는 피부의 발적(1단계 궤양)이 있는지 파악하기 어려울 때가 있다. 1단계 궤양을 알아내기 위해서는 아래와 같은 것을 찾아보도록 한다.

- 궤양 호발 부위 조직 질감의 변화
- 궤양 호발 부위 피부 외양의 변화(예: 오렌지 껍질 같은 모양 혹은 옅은 자줏빛)
- 매우 건조한 딱지가 생긴 부위(자세히 들여다보면 그 밑에 피부 손상이 있음)

기입

적절한 응답을 기입한다.

0. 압박성 궤양 없음

1. 피부에 지속적인 발적이 있는 부위 있음

L

2. 피부층의 일부 손실이 있음

3. 피부에 깊이 패인 부분(crater)이 있음

4. 근육 또는 뼈가 보이는 피부 파열이 있음

5. 기재 불가[예: 괴사된 가피(necrotic eschar)로 덮여 있음]

L2. 압박성 궤양 과거력

목적

향후 압박성 궤양이 발생할 위험 요소인 압박성 궤양의 과거력에 대해 기록하는 것

방법

평가대상자에게 현재는 나았지만 이전에 압박성 궤양이 있었는지 물어본다. 퇴원 기록지를 포함한 예전 의무 기록지, 임상 경과 기록지, 업무 흐름도, 케어 플랜을 검토하면 과거력의 정보를 얻을 수도 있다. 필요하다면 평가대상자의 예전 피부 상태에 대해 잘 아는 가족이나 돌봄제공자에게 확인한다.

기입

적절한 응답을 찾아 기입한다.

0. 없음

1. 있음

L3. 압박성 궤양 이외의 피부 궤양 존재 여부

목적

압박성 궤양이 아닌 피부 궤양 존재 여부(예: 정맥성 궤양, 동맥성 궤양, 정맥-동맥 혼합 궤양, 당뇨병성 족부 궤양)를 알아보는 것

정의

혈류의 저하로 인해 하지에 발생하는 개방성 피부 병변이다.

기입

적절한 응답을 찾아 기재한다.

0. 없음

1. 있음

L4. 압박성 궤양 이외의 주요 피부 문제

정의

압박성 궤양 이외의 주요 피부 문제 — 병변(lesions), 2~3도 화상, 회복 중인 외과적 수술 부위

화상 — 열, 전기, 화학물질, 방사선 노출 등으로 인한 국소적 또는 전신적 조직 손상

기입 적절한 응답을 찾아 기재한다.

0. 없음

1. 있음

L5. 찢어지거나 베인 피부 상처(수술 상처 제외)

정의 피하조직이 드러나 보이는 피부의 외상으로 수술 절개 부위는 제외한다.

기입 적절한 응답을 찾아 기재한다.

0. 없음

1. 있음

L6. 기타 피부 문제나 피부 상태의 변화

목적 앞 문항들에서 평가한 내용인 궤양, 찢어지거나 베인 피부 상처, 주요한 피부 문제 이외의 다른 피부 문제가 있는지 기록하는 것

정의 **기타 피부 상태의 변화** — 멍, 발진, 소양증, 반점(mottling), 대상포진, 간찰진(intertrigo), 습진

멍 — 까맣거나 푸른 피부(반상출혈)

발적 — 피부색의 변화, 출혈, 수포 등(때로는 가려움, 화끈거림, 통증을 특징으로 하는)을 동반하기도 하는 피부의 염증 또는 발진

간찰진(intertrigo) — 피부가 접히는 부위에 주로 발생하는 발진(피부염)

반점 — 신체 일부의 피부색이 변화한 상태

습진 — 소양증, 비특이적 형태와 분포, 건조한 피부와 가려움증이 주요 특징이며, 각질이 생길 수도 있음

기입 적절한 응답을 찾아 기재한다.

0. 없음

1. 있음

L7. 족부 문제

정의 건막류(bunions), 망치족지(hammer toes), 발가락 겹침(overlapping toes), 구조적 문제(structural problems), 감염, 궤양을 포함한다.

기입 적절한 응답을 찾아 기입한다.

0. 족부 문제 없음

1. 족부 문제가 있으나, 걷는 데에 지장 없음

2. 족부 문제가 있어, 걷는 데에 지장을 줌

3. 족부 문제로 인해 걷지 못함

4. 족부 문제가 있으며, 다른 이유들로 인해 걷지 못함

Section M

활동 참여/추구

목적

평가대상자가 현재 추구하고 있는 관심사와 활동, 그리고 현재 시설에서는 할 수 없지만 하고 싶어 하는 활동의 유형과 양을 기록하는 것

정의

활동 참여는, ADL 외에 평가대상자가 안녕감을 증진시키기 위해 추구하는, 자아존중감, 즐거움, 안위, 교육, 창의력, 성공, 재정적 또는 감정적 독립을 향상시키는 모든 활동을 말한다.

M1. 활동 참여 평균 시간

목적

지난 3일간, 어느 날 하루에 평가대상자가 깨어 있으면서 목욕하기, 옷 입기, 식사하기와 같은 ADL이나 치료/의학적 케어에 쓰지 않은 시간을 파악하는 것. 이 정보는 케어 계획을 세우는 데 있어서 적어도 두 가지로 활용될 수 있다.

- 대부분 시간 깨어 있는 평가대상자를 (개인 또는 그룹) 활동에 정신적, 신체적, 사회적으로 더욱 참여하도록 격려할 수 있다.
- 낮잠을 많이 자는 평가대상자는 무료하거나 우울해질 수 있으므로 더 많은 활동에 참여하게 하는 것이 도움이 될 수 있다.

방법

평가대상자 자신을 비롯해 요양보호사, 활동 담당 직원, 가족 등과 상담한다. 개별 활동에 참여한 시간에 대해 질문한다.

기입

이 문항을 기입할 때는 개인과 그룹 활동에 참여가 가능한 시간에 초점을 두어야 한다. 투약이나 재활 치료 같은 치료를 받거나 ADL 등에 소요된 시간은 제외하고, 개인 활동(예: 꽃에 물주기, 독서, 편지 쓰기), 가족, 다른 사람들, 직원, 자원봉사자들과의 사교를 위한 접촉(예: 방문, 전화), 그룹, 일대일, 개인 단위의 오락 활동, 단체 활동 참여(예: 태극권 강좌) 등에 소요된 시간을 포함한다. 한 시간 이상 자는 낮잠은 포함하지 않도록 한다.

0. 없음

1. 조금 : 1/3 미만

2. 보통 : 1/3 ~ 2/3 정도

3. 대부분 : 2/3 이상

M2. 선호하거나 참여하고 있는 활동(현재 활동 능력을 고려하여)

목적

아래 목록에 있는 활동 중 평가대상자가(혼자서든 단체로든) 어떤 활동을 하고 싶어 하는지를 파악한다(활동의 제공 가능성 여부나, 대상자가 실제로 현재 그 활동에 참여하고 있는지 여부에는 상관 없이). 그리고 지난 3일간 실제로 어떤 활동에 얼마나 참여했는지를 파악한다.

정의

M2a. 카드놀이, 게임, 퍼즐 — 화투, 장기, 바둑 등을 포함

M2b. 컴퓨터 활동

M2c. 담소 나누기 또는 전화 대화 — 가족, 친구, 다른 입소(입원)자나 직원들과 담소를 나누거나 경청하기. 개별적 또는 단체로 할 수도 있고, 전화를 통할 수도 있음. 비공식으로 할 수도 있고 구조화된 상태(structured situations)에서 할 수도 있음

M2d. 공예나 미술 — 회화(painting, drawing, sketching), 자수, 목공예, 바느질, 기타 공예 등을 포함

M2e. 춤

M2f. 삶에 대한 대화/회상

M2g. 운동이나 스포츠 — 웨이트 트레이닝, 요가, 걷기, 스포츠(예: 볼링, 크로켓, 골프, 스포츠 관람)와 같은 다양한 형태의 신체 활동을 포함

M2h. 원예 활동 — 개인 소유 또는 타인의 식물 돌보기, 정원 가꾸기 활동에 참여하기, 원예 관련 TV 프로그램이나 비디오를 정기적으로 시청하기 등을 포함

M2i. 봉사 활동 — 대화 시 좋은 경청자가 되어 주거나 시설의 일상적인 일을 도와줌으로써 다른 입소(입원)자나 직원들을 도와주는 것을 포함

M2j. 음악/노래하기 — 음악을 듣거나 음악 연주(예: 노래하기, 피아노 치기 등)에 참여하는 것

M2k. 애완동물 기르기 — 허가된 애완동물 치료(pet therapy)용 동물이나 시설에 있는 동물을 돌보고 상호작용하는 것을 포함

M2l. 독서, 글쓰기, 낱말 맞추기 퍼즐 — 독서는 혼자 할 수도 있고 여럿이 함께 앉아 리더가 소리 내어 읽어 주거나 "오디오북"을 함께 들으며 단체로 할 수도 있음. 작문은 편지 쓰기나 시 쓰기와 같이 혼자 하거나 구술 이야기를 기록하는 것과 같이 그룹 활동의 일부로 이루어질 수도 있음. 또는 자원봉사자가 시각장애인, 반신마비, 실행증을 가진 사람의 생각을 편지나 일기로 기록해 줄 수도 있음. 낱말 맞추기(cross puzzles)는 혼자 또는 단체로 할 수 있음

M2m. 영성 또는 종교 활동 — 종교 집회에 직접 참여하거나 TV나 라디오로 시정하는 것을 포함

M2n. 짧은 여행(소풍) 또는 쇼핑 — 콘서트, 시장, 식당 등에 가기 위해 시설 밖으로 나가는 것을 말하며, 개인 물건이나 선물을 사기 위한 쇼핑도 포함

M2o. 야외에서 걷거나 자전거 타기 — 혼자 또는 다른 사람과 함께 야외에서 걷거나 자전거 등을 타는 것을 포함

M2p. TV 시청 또는 라디오 듣기 — TV나 비디오를 시청하거나 라디오를 듣는 것을 포함

방법

평가대상자, 가족, 활동 담당 직원, 요양보호사와 상담한다. 평가대상자가 지난 3일간 하고 싶었거나 흥미를 느꼈던 것, 그리고 실제 그러한 활동에 얼마나 참여했는가에 대해 알고 싶다고 평가대상자에게 잘 설명한다. 현재 시설에서 제공하는 있는 활동의 종류나 대상자 현재의 능력이나 장애로 대상자의 선호 활동과 비선호 활동에 대한 논의를 제한하지 말라고 다시 한 번 알려준다. 현재 대상자의 능력을 바탕으로 많은 활동에 적응할 수 있음을 설명한다. 예를 들어 만약 대상자가 독서를 좋아했으나 지금은 작은 글씨를 볼 수 없어 아쉬워한다면, 녹음된 책이나 큰 글씨로 편집된 책의 사용 가능성에 대해 알려준다.

치매나 실어증을 가진 대상자의 경우에는 가족에게 대상자의 예전 취미에 대해 물어본다. 예전에 음악을 좋아했다면 이를 케어 플랜(예: 침상 옆에서 음악 틀어 주기, 노래 따라 부르기)에 반영할 수 있다. 그리고 현재 참여하고 있는 활동에서의 대상자를 관찰하여 "1", "3" 또는 "4" 번을 적절히 기입한다.

기입

0. 선호하는 활동이 아니며, 지난 3일간 참여한 적도 없음

1. 선호하는 활동은 아니지만, 지난 3일 중에 참여하였음

2. 선호하는 활동이지만, 참여하지 않았음

3. 선호하는 활동이고, 정기적으로 참여했었으나 지난 3일간은 참여한 적 없음

4. 선호하는 활동이고, 지난 3일 중에 참여하였음

M3. 낮잠 시간

기입

0. 하루 종일 또는 대부분의 시간을 깨어 있음(오전이나 오후에 한 번 이상 자지 않음)

1. 하루에 여러 번 낮잠을 잠

2. 낮 시간 동안 대개 잠들어 있으나, 깨어 있는 시간도 있음(예: 식사 시간)

3. 대부분 잠들어 있거나 반응 없음

Section N

투약

요양시설에 있는 사람들은 종종 여러 명의 의사에게서 처방된 많은 약을 복용하는 경향이 있다. 이러한 경향은 잠재적으로 여러 증상을 나타내는 많은 비처방 약물들과 함께 요양시설에 있는 사람들에게 약물 유해 반응, 약물끼리의 상호작용, 부적절 또는 비효과적인 약물 용량, 단순 부적절 약물 등을 포함한 약물 부작용에 민감하게 만든다. 전체 노인병원 입원 중 약 30%가 이러한 약물 관련 문제로 인한 것으로 추산되고 있다. 많은 고령자들은 많은 약물을 복용하고 있고, 다약제투여(polypharmacy)는 이러한 문제의 일부분이다. 시설에 있는 사람들은 매일 약 3~8개의 약물을 복용하고 있는 것으로 추산된다. 부적절한 약물복용의 위험은 처방받은 약물의 수에 따라 급격히 증가하는데, 특히 개인별로 처방된 약물 및 비처방 약물의 사용에 대해 주기적이고 면밀한 모니터링이 없을 경우 더욱 그러하다. 다약제 투여가 아니더라도, 많은 약물들은 몸에 흡수되어 각기 다른 효과를 일으키므로, 원치 않은 부작용 없이 올바른 치료적 효과를 낼 수 있도록 세심한 관찰이 요구된다. 결국, 요양시설에 있는 사람들은 중요한 약물을 잊어버리거나 거부할 수도 있으므로, 현재 처방받아 복용하고 있는 약물들에 대해 완벽하게 검토하는 것이 중요하다.

N

N1. 복용하고 있는 모든 약 목록

목적

평가대상자가 복용하고 있는 모든 처방 약물 및 비처방 약물의 목록을 작성하여 약물에 대한 평가를 촉진하는 것. 이 영역은 임상의들이 약물 소비나 약물 복용 실패와 관련한 잠재적인 문제들(예: 한 개 이상의 약물 복용의 결과로 평가대상자가 경험한 신체적, 정서적인 문제)을 발견하는 데에 도움을 줄 수 있다. 예를 들어 얼마나 자주 평가대상자가 PRN(필요시 투여) 진통제, 수면제, 변완화제를 사용하는가를 파악하는 것은 다학제 팀(interdisciplinary team)이 이러한 약물을 사용하게 된 기저 문제에 대한 추가적인 평가를 실시하도록 하거나, 임상의가 실금, 섬망과 같은 특정 문제를 유발시킨 약물을 찾아낼 수 있도록 도와준다. 많은 임상 평가 지침(CAPs)과 문제선정기준들(triggers)은 이 영역에서 수집된 유익한 투약에 대한 평가와 관련이 있다.

Section N에서 수집된 투약 정보는 케어 계획에 사용될 뿐만 아니라, 다른 약물들의 과다사용, 약물 투여 오류 및 누락과 같은 케어의 질 문제를 모니터링하는 시설의 질 보장(quality assurance) 프로그램과도 통합될 수 있다.

정의

약물 — 평가대상자가 지난 3일 동안 복용한 모든 처방약(prescribed), 비처방약(nonprescribed), 일반의약품(over-the-counter medications)을 포함한다. 약물은 경구, 눈이나 피부에 도포, 주사, 정맥주사 등으로 투여될 수 있다. 현재는 투여하고 있지 않지만 지난 3일간 투여받았거나 이 기간 동안 PRN(필요시 투여) 처방을 받은 약물을 모두 포함한다. 또한 지난 3일 동안 투여하지는 않았으나 1개월에 한 번 투여 받는 비타민 주사와 같은 약물 유지 계획에 처방된 약물도 포함된다.

투약 기록지 — 약물을 투여한 간호사가 투여된 약물을 기록하기 위해 사용하는 임상 기록의 일부분이다. 스케줄대로 투여하거나 필요시 투여한 개별 약물의 이름, 용량, 빈도, 경로를 구체화하는 데에 사용되는 서식이나 서류이다.

N1에 포함된 용어들의 추가적인 정의는 N1a부터 N1g에 개별적인 설명을 참고한다.

방법 이 영역에 필요한 모든 정보는 (1) 현 의사 지시서, (2) 현 투약 기록지, (3) 약품 코드에 대한 정보를 통해 효율적으로 수집할 수 있다. 지난 3일 동안 투여된 모든 약물을 파악하기 위해서는 투약 기록지를 일차 자료로 활용한다. 만약 어떤 약물이 최근에 투약 지시가 있었다면 이를 확인하기 위해 의사 지시서를 체크한다. 이 과정은 요양시설에서 interRAI-LTCF 컴퓨터 시스템을 사용하고 있다면, 시스템에 직접 들어가 확인해 보면 훨씬 간편할 것이다.
지난 3일간 투여된 모든 약물들을 정확히 파악하고 기록하도록 특별한 주의를 기울인다. 종종 한 약물이 종료되고 새로운 약물이 처방되었거나, PRN 약물이 너무 많거나, 최근에 그 시설에 입소했을 경우에 사람들은 여러 장의 투약 기록지를 가지고 있을 수 있다. 지난 3일 동안 투여된 모든 약물을 빠뜨리지 않기 위해 적어도 두 번 이상 투약 기록지를 재확인한다. 현재는 투여 중지되었지만, 지난 3일간 투여가 되었다면 그 약물은 포함되어야 한다는 것을 기억하도록 한다.

기입 N1 문항의 작성 지침은 그 양이 방대하다. 약물 기록마다 N1a부터 N1g까지 주의 깊게 검토해야 하는데, 이 영역의 모든 빈칸(N1a, N1b 등)을 채우기 위해 이 모든 정보들이 필요하기 때문이다. 문항 설명 마지막에 있는 연습 문제를 작성해 보도록 한다.

N1a. 약품명

정의 약물의 명칭을 의미한다. 성분명(generic name)이나 상품명(trade name) 모두 가능하다.

방법 지난 3일 간 평가대상자가 투여 받은 모든 약물뿐만 아니라, 투여되지는 않았지만 평가대상자의 정기적인 투약 지침(예: 1개월에 한 번 B_{12} 주사제 투약)의 일부분인 약물도 확인하여 기록한다. PRN(필요시 투여)은 지난 3일 동안 평가대상자에게 실제 투약된 것만 센다.

N1b. 용량

정의 투어 받은 용량을 의미한다. 이러한 용량은 양수이다(예: 0.5, 5, 150 또는 300).

방법 약물 용기에 보이는 대로, 의사의 처방된 용량을 정확하게 "용량" 아래에 있는 열에 기록한다. 예를 들어 약물 라벨에 "Acetaminophen 650mg"이라고 적혀 있다면 실제 평가대상자에게 325mg짜리 알약 두 개를 투약했다 하더라도 "Acetaminophen 325mg 두 알"이라고 기록하지 않도록 한다. **주: 소수점 이후 자리에 자리값 표기를 위한 0은 기록하지 않도록 한다. 즉, "X.0 mg"이 아니라 "X mg"로 기록하는 것이 맞다. 소수점 자리 이전의 자리값을 위한 0은 꼭**

사용해야 한다. 즉 ".X mg"이 아니라 "0.X mg"이 맞다.

때때로 약물의 용량은 지난 3일간의 평가 기간 동안 변경될 수도 있다. 이런 경우, 약물의 개별 용량은 각기 따로 기록하도록 한다.

기입 방법에 대해서는 N1c 아래에 있는 "약품명, 용량, 단위 기입 방법의 예"를 참고하도록 한다.

N1c. **단위**

기입

다음에 나열된 단위 목록을 활용하여 기재한다.

gtts(drops), **mEq**(milli-equivalent), **puffs**, **gm**(gram), **mg**(milligram), **%**(percent), **L**(liter), **ml**(milliliter), **units**, **mcg**(microgram), **oz**(ounce), **other**(기타)

약품명, 용량, 단위 기입 방법의 예

2013년 8월 11~13일 평가 기간 동안 투약 기록지에 기록된 약물

- Lasix 40 mg daily po
- Acetaminophen 325 mg 한 알 3~4시간 간격으로 PRN po(지난 3일 동안 3회 투여)
- B_{12} 1cc q month IM(2013년 8월 8일에 투여)
- Isopto Carbachol 1.5% 2 drops od tid
- Robitussin DM 5cc hs pm po(지난 3일 동안 투여되지 않음)
- Mortrin 300 mg qid po(2013년 8월 15일에 처방)
- Dilantin 300 mg hs po(2013년 8월 15일에 처방)
- Theo-Dur 200 mg bid po(2013년 8월 11~13일에 투여되고, 이후 처방 취소됨)

a. 약품명	b. 용량	c. 단위	d. 투여 경로	e. 빈도	f. PRN	g. 처방 여부
Lasix	40	mg				
Acetaminophen	325	mg				
B_{12}	1	mL				
Isopto Carbachol 1.5%	2	gtts				
Mortrin	300	mg				
Dilantin	300	mg				
Theo-Dur	200	mg				

주. Robitussin DM은 지난 3일 동안 투여되지 않았으므로 기록되지 않음

N1d. 투여 경로

정의

각 약물이 어떻게 투여되었는지를 파악한다. 투약 기록지와 의사의 지시/처방 목록이나 약물 용기는 각 약물의 투여 경로가 명시되어 있어야 한다. 아래에 있는 코드를 활용하여 d열에 투여 경로를 기입한다.

기입

다음에 나열된 목록을 활용하여 기입한다.
po(경구), **rec**(직장), **et**(경관), **sl**(설하), **top**(국소), **td**(경피), **im**(근육내), **ih**(흡입), **eye**(눈), **iv**(정맥내), **nas**(코), **other**(기타), **sub-q**(피하)

투여 경로 기입 방법의 예

2013년 8월 11~13일 평가 기간 투약 기록지에 기록된 약물

- Mylanta 15cc after meals, by mouth
- Zantac one tab(150 mg) every 12 hours per G-tube
- Tansderm nitro patch 2.5, 1 patch daily(피부에 부착)
- Humulin N 15 units before breakfast daily sq
- Lasix 80 mg iv STAT
- Acetaminophen suppository, one via the rectum(650 mg) every 4 hours as needed (지난 3일 동안 2회 투여)

a. 약품명	b. 용량	c. 단위	d. 투여 경로	e. 빈도	f. PRN	g. 처방 여부
Mylanta	15	cc	**po**			
Zantac	150	mg	**et**			
Tansderm nitro patch 2.5	1	other	**td**			
Humulin N	15	units	**sub-q**			
Lasix	80	mg	**iv**			
Acetaminophen suppository	650	Mg	**rec**			

N1e. 빈도

정의

일, 주, 월마다 약물이 투여되는 횟수를 의미한다.

방법

다음에 나열된 목록을 활용하여 기입한다. 기록 방법에 대해서는 N1f 아래에 있는 “빈도와 PRN 기재 방법의 예”를 참고하도록 한다.

q1h(한 시간에 한 번), **q2h**(두 시간에 한 번), **q3h**(세 시간에 한 번), **q4h**(네 시간에 한 번), **q6h**(여섯 시간에 한 번), **q8h**(여덟 시간에 한 번),

daily(하루에 한 번),
bed(자기 전), **bid**(하루에 두 번, 12시간마다), **tid**(하루에 세 번), **qid**(하루에 네 번), **5d**(하루에 다섯 번), **q2d**(이틀에 한 번), **q3d**(사흘에 한 번),

weekly(일주일에 한 번),
2w(일주일에 두 번), **3w**(일주일에 세 번), **4w**(일주일에 네 번), **5w**(일주일에 다섯 번), **6w**(일주일에 여섯 번), **1m**(한 달에 한 번), **2m**(한 달에 두 번), **other**(기타)
비슷한 빈도를 구별하는 것에 주의하도록 한다. 예를 들어 어떤 요양시설은 항생제를 시간에 맞추어 투약하는 정책을 가지고 있을 수 있다. 그러므로 만약 의사가 tid(하루에 세 번)로 처방을 했다 하더라도, 실제로 투약은 q8h(8시간마다)로 하고 있을 것이다. 이런 경우, 빈도는 q8h(8시간마다)로 기입해야 한다.
만약 인슐린이 sliding scale에 의해 투약되고 있다면, 투약된 인슐린의 각각 다른 용량은 PRN 투약처럼 기입된다.

N1f. **PRN(필요시 투여)**

PRN 열은 "필요에 의해" 투약되는 것을 기초로 하는 약물인 경우 **"1"**을 기입한다. 즉시 시행처방(STAT) 약물은 PRN 약물처럼 기록된다. 만약 PRN 약물이 지난 3일 동안 투약되지 **않았을 경우** Section N에는 기록되지 않아야 함을 기억한다.

정의 필요에 의해 또는 "긴급(SOS)"하게 투여되는 약물을 의미한다.

방법

0. 없음

1. 있음

빈도와 PRN 기입 방법의 예

2013년 8월 14~16일 평가 기간 동안 투약 기록지에 기록된 약물

- Ampicillin 250 mg q 6hrs × 10 days, by mouth(8월 10~16일)
- Beconase nasal inhaler 1 puff twice a day
- Compazine suppository 5 mg STAT
- Lanoxin 0.25 2일에 1회, 다른 날에는 Lanoxin 0.125 mg
- Peri-Colace 2 capsules at bedtime, by mouth
- Humulin N 15 u before breakfast daily sq. 매일 오후 4시에 혈당 체크
  Sliding Scale insulin: 혈당 200~300인 경우 Humulin R 5 units, 혈당 300 이상인 경우 10 units
  (2010년 8월 14일 혈당 255 나와 5 units 투약, 2010년 8월 16일 혈당 305 나와 10 units 투약)
- (비처방 약물) Claritin 1 tablet(10 mg) each day, 지난 3일 동안 3회 투약함

a. 약품명	b. 용량	c. 단위	d. 투여 경로	e. 빈도	f. PRN	g. 처방 여부
Ampicillin	250	mg	po	**q6h**	**0**	
Beconase	1	puffs	nas	**bid**	**0**	
Compazine suppository	5	mg	rec	**q3d**	**1**	
Lanoxin	0.25	mg	po	**q2d**	**0**	
Lanoxin	0.125	mg	po	**q2d**	**0**	
Peri-Colace	0.125	mg	po	**bed**	**0**	
Humulin N	15	units	sub-q	**daily**	**0**	
Humulin R	5	units	sub-q	**q3d**	**0**	
Humulin R	10	units	sub-q	**q3d**	**0**	
Claritin	10	mg	po	**daily**	**0**	

N1g. **처방 여부**

기입 **0.** 아니요

1. 예

약품 기입 방법의 예

2013년 8월 11~13일 평가 기간 동안 투약 기록지에 기록된 약물

- Lanoxin 1 tablet(0.125 mg) daily, by mouth
- Haldol 1 mg liquid every 8 hrs as needed(지난 3일 동안 2회 투여)
- Ampicillin liquid 250 mg q 6 hrs by mouth
- Acetaminophen 650 mg 4 times a day, by mouth
- Humulin N 15 units before breakfast daily sq
  매일 오후 4시에 혈당 체크. Sliding Scale insulin: 혈당 200~300인 경우 Humulin R 5 units, 혈당 300 이상인 경우 10 units(2010년 8월 11일 혈당 255 나와 5 units 투약, 2010년 8월 13일 혈당 233 나와 5 units 투약)
- Transderm nitro 1 patch once a day, 피부에 부착
- Lasix 80 mg iv STAT
- Diazepam 3 mg at bedtime, by mouth
- Dilantin 300 mg

a. 약품명	b. 용량	c. 단위	d. 투여 경로	e. 빈도	f. PRN	g. 처방 여부
Lanoxin	0.125	mg	po	daily	0	
Haldol	1	mg	po	q2d	1	
Ampicillin	250	mg	po	q6h	0	
Acetaminophen	650	mg	po	qid	0	
Humulin N	15	units	sub-q	daily	0	
Humulin R	5	units	sub-q	q2d	0	
Transderm nitro	1	other	td	daily	0	
Lasix	80	mg	iv	daily	1	
Diazepam	3	mg	po	bed	0	
Dilantin	300	mg	po	daily	0	

N1 문항 작성 연습 문제

이 연습 문제는 평가자가 N1 문항 전체 N1a부터 N1g까지 작성하는 것을 연습하기 위해 설계되었다. 아래에 있는 약물 목록을 활용하여 다음 장에 있는 빈칸을 채우도록 한다. 다 작성하고 나면 다음 장에 있는 정답이 기재되어 있는 표와 비교해 본다.

연습 문제를 위한 평가 기간은 2013년 9월 1~3일이다.

- Inderal 40 mg twice a day, by mouth
- Artificial Tears 1 drop to each eye, 4 times a day
- Anusol-HC suppository 1 via rectum as needed(지난 3일 동안 1회 투여)
- Amoxicillin 500 mg every 6 hours through the G-tube
- Benylin cough syrup 2 table spoon every 4 hrs as needed by mouth(지난 3일 동안 총 10회 투여)
- Darvocet-N 100 2 tabs q 4~6 hours as needed, by mouth(지난 3일 동안 5회 투여)
- Heparin lock flush 10 units daily
- Ditropan syrup 2.5 mg daily, by mouth
- Nitro Transdermal 0.4 mg 1 patch daily(피부에 부착)
- Novolin N 24 units before breakfast
- 매일 아침 식전에 혈당 체크
  Sliding Scale insulin: 혈당 200 이상인 경우 Novolin R 10 units(지난 3일 중 2일 동안 10 units 투여)
- Questran 1 packet with each meal by mouth
- Quinine sulfate 325 mg 1 capsule at bedtime
- Coumadin 2.5 mg 1 tablet daily, by mouth(2013년 9월 3일에 처방 종료)

- Coumadin 5 mg 1 tablet daily, by mouth(2010년 9월 4일에 처방 시작)
- Maalox 15 cc as needed for indigestion by mouth(지난 3일 동안 투여된 적 없음)

a. 약품명	b. 용량	c. 단위	d. 투여 경로	e. 빈도	f. PRN	g. 처방 여부

a. 약품명	b. 용량	c. 단위	d. 투여 경로	e. 빈도	f. PRN	g. 처방 여부
Inderal	40	Mg	po	bid	0	
Artificial Tears	1	Gtt	eye	qid	0	
Anusol-HC suppository	1	Other	rec	other	1	
Amoxicillin	500	Mg	et	q6h	0	
Benylin cough syrup	2	Other	po	tid	1	
Darvocet-N 100	200	Other	po	bid	1	
Heparin lock flush	10	Units	iv	daily	0	
Ditropan syrup	2.5	Mg	po	daily	0	
Nitro Transdermal	0.4	Mg	td	daily	0	
Novolin N	24	Units	sub-q	daily	0	
Novolin R	10	Units	sub-q	q2d	0	
Questran	1	Other	po	tid	0	
Quinine sulfate	325	Mg	po	bed	0	
Coumadin	2.5	Mg	po	daily	0	

주. Maalox는 지난 3일 평가 동안 투여되지 않았으므로 기록되지 않았다. 비슷하게 Coumadin 5mg은 평가 기간 동안 투약되지 않았으므로 기록되지 않았다. 투약은 그다음 날부터 시작되었다.

N2. 약물 알레르기

목적 처방 약물이나 비처방 약물 중 평가대상자에게 알레르기가 있는지 확인하는 것

정의 알레르기는 특정한 약물이나 약물군에 대해 심각한 부작용이 있었던 경험을 말한다.

방법 평가대상자에게 예전에 어떤 약물에 대해 알레르기나 어떠한 반응이 있었던 적이 있는지 물어본다. 모든 경로로 투여된 처방 약물 및 비처방 약물에 대한 반응을 모두 포함한다.

기입 **0. 아는 한 없음**

1. 있음

Section O
치료 및 처치

O1. 예방

목적

이 문항은 평가대상자에게 건강 관련 상담이나 예방적 케어와 관련하여 충족되지 못한 부분이 있는지를 직원이 파악하는 데에 도움이 될 수 있다.

방법

평가대상자에게 아래에 나열된 건강 관련 평가를 받았었는지 물어본다.

O1a. 지난 1년 이내에 혈압을 측정함 — 지난 1년 이내에 의사로부터 혈압 측정을 받음

O1b. 지난 5년 이내에 대장내시경 검사를 받음 — 대장내시경을 통해 전체 대장(항문부터 맹장까지) 검사를 받음

O1c. 지난 1년 이내에 치아 검진을 받음 — 지난 1년 이내에 치과의사, 구강외과의사, 치위생사로부터 치아 검진을 받음

O1d. 지난 1년 이내에 안과 검진을 받음 — 지난 1년 이내에 안과의사, 검안사, 의사, 간호사로부터 안과 검진을 받음

O1e. 지난 2년 이내에 청력 검사를 받음 — 지난 2년 이내에 청각전문가(audiologist)나 의사로부터 청력 검사를 받음

O1f. 지난 1년 이내에 인플루엔자 예방접종을 함 — 지난 1년 이내에 인플루엔자 예방접종을 받음

O1g. 지난 2년 이내에 유방 방사선검사 또는 유방 검진을 받음(여성만) — 지난 2년 동안 유방 방사선검사(mammogram)이나 유방 검진(breast examination)을 실시함

O1h. 지난 5년 이내에 또는 65세 이후에 폐렴 예방접종을 함 — 지난 5년 이내에 또는 65세 이후 폐렴 예방접종을 받음

기입

적절한 응답을 선택하여 기입한다.

0. 아니요

1. 예

O2. 지난 3일 동안 받았거나 계획되었던 치료와 프로그램(마지막 평가가 지난 3일 이내에 이루어졌다면 마지막 평가 이후를 기준으로)

목적

처방된 치료 내역을 검토하고, 평가대상자가 처방 지시에 얼마나 잘 따랐는가를 알아보는 것

이 문항은 지난 3일 동안(마지막 평가가 3일 이내에 이루어졌다면 마지막 평가 이후를 기준으로) 받았거나 계획되었던 특수 치료, 요법(therapies), 프로그램과 요구된 스케줄에의 순응을 포함한다.

정의

치료

O2a. 항암 화학 치료 — 다양한 경로를 통해 투여되는 모든 유형의 화학 치료(항암제)를 포함

O2b. 투석 — 현재 입소하고 있는 시설이나 외부 시설에서 받고 있는 복막 또는 혈액 투석을 포함

O2c. 감염 관리 — 예: 격리. 전염병의 확산을 방지하기 위한 활동 억제 또는 강제 격리

O2d. 정맥내 투약(IV medication) — 중심 또는 말초혈관을 통해 투여(push or drip)되는 모든 종류의 약물이나 생물학적 제제(예: 조영 물질)를 포함. Heparin lock 유지를 위해 식염수나 헤파린을 주입하는 것이나 약물이 섞이지 않은 수액을 정맥으로 투여하는 것은 포함되지 않음

O2e. 산소요법 — 마스크나 캐뉼라 등을 통해 지속적 또는 간헐적인 산소를 투여

O2f. 방사선치료 — 방사선치료를 하거나 방사능 물질을 삽입하는 것을 포함

O2g. 흡인 — 구강인두(oropharyngeal), 비인두(nasopharyngeal) 기관을 통한 흡인을 포함

O2h. 기관절개관 관리 — 캐뉼라를 제거하거나 적절한 용액을 이용하여 기관절개관과 주변 피부를 청결히 하는 것을 포함

O2i. 수혈 — 전혈이나 혈소판과 같은 모든 종류의 혈액을 투여 받는 것을 포함

O2j. 인공호흡기 또는 호흡 보조 기구 — 자가호흡이 불가능하거나 불가능하게 악화될 수 있는 사람들이 적절한 호흡을 할 수 있도록 도와주는 기계로, 전기 또는 공기로 인한 압력이 발생하는 폐쇄 체계인 기계적 호흡 보조 장치임. 지난 3일 동안 인공호흡기나 호흡 보조 기구를 떼는 과정(being weaned off)에 있는 사람도 포함

O2k. 상처 간호 — 붕대 적용[예: 거즈 드레싱, 식염수 및 기타 용액을 적용하는 드레싱, 투명 드레싱, 하이드로겔 드레싱, 습윤 드레싱(dressings with hydrocolloid or hydroactive particles)], 상처 소독, 피부 상태 치료를 위해 연고나 외용 약물 적용(예: 코티손, 항진균제제, 화학 치료 제제 등), 외과적 또는 화학적인 상처의 괴사 조직제거(debridement), 봉합사 제거 등을 포함

프로그램 — 현재의 시설에서 제공받고 있는 프로그램만을 의미함

O2l. 배뇨 훈련 프로그램 — 매일 정해진 시간에 직원이 평가대상자를 화장실에 데려다 주거나, 소변수집기를 주거나, 평가대상자에게 화장실에 갈 것을 알려주는 계획을 의미하며, 습관훈련(habit training)이나 배뇨 유도 프로그램(prompted voiding program)을 포함

O2m. 완화 케어 프로그램 — 통증이나 호흡곤란과 같은 불편한 증상을 경감시키기 위한 공식적인 프로그램. 완화 케어를 받는 사람들은 대개 말기 질환을 가지고 있으나, 여명 기간이 6개월 미만이라는 예후가 있을 수도 있고 없을 수도 있음(예: 이후 수 개월이나 수 년을 생존할 수도 있음)

O2n. 체위 변경 프로그램 — 주기적으로 침상에서 옆 방향이나 등쪽으로 평가대상자의 체위를 변경해 줌. 새로운 방향으로 대상자의 체위가 변경되면 머리, 몸, 팔, 다리의 통증이 최소화되고, 기능 상태가 향상되고, 뼈 돌출 부위의 압력이 최소화된다고 생각할 수 있음

방법 평가대상자의 의무 기록을 검토한다.

기입

0. 의사 처방도, 수행된 것도 없음

1. 의사 처방은 있었으나, 수행되지 않음

2. 지난 3일 동안 1 ~ 2일

3. 지난 3일 동안 매일

O3. 지난 7일간 제공한 치료 요법/간호 서비스

[주: 입소 이후에 실시한 치료 요법만 평가할 것]

해당 시설에 입소 후 의사가 지시하여 자격을 갖춘 치료사에 의해 수행된 치료(therapies)를 의미한다.

이는 시설 안/밖에서 일어날 수 있지만, 평가대상자의 의무 기록에 기록된 치료사의 평가와 치료계획에 기초한 치료만을 포함한다.

목적 지난 7일 동안의 (A) 계획된 치료 일수, (B) 제공된 일수(하루에 최소 15분 이상), (C) 서비스 제공 총시간을 기록하는 것

정의

O3a. 물리 치료 — 자격을 갖춘 물리 치료사가 제공하거나, 자격을 갖춘 물리 치료사의 직접적인 감독하에 자격을 갖춘 물리 치료 보조원이 제공한 서비스도 포함됨. 요양보호사가 제공하는 서비스는 포함되지 않음

O3b. 작업 치료 — 자격을 갖춘 작업 치료사가 제공하거나, 자격을 갖춘 작업 치료사의 직접적인 감독하에 자격을 갖춘 작업 치료 보조원이 제공한 서비스도 포함됨. 요양보호사가 제공하는 서비스는 포함되지 않음

O3c. 언어 치료 및 청각 서비스 — 자격을 갖춘 언어치료사에 의해 제공된 서비스로 연하 능력이나 청력에 대한 평가, 연하 치료, 말하기 치료, 의사소통 치료, 청력 보조기 제공과 교육을 실시함

O3d. 호흡 치료 — 기침, 심호흡, 가습 네블라이저, 분무 치료, 인공호흡기 등을 포함하며, 자격을 갖춘 전문가(예: 훈련된 간호사, 호흡치료사)에 의해 제공되어야 함. 간단한 소형 약통(hand-held medication dispensers) 사용은 포함하지 않으며, 자격을 갖춘 전문가가 평가대상자와 함께 보내는 시간만을 계산함

O3e. 간호사가 제공하는 기능 재활 또는 걷기 프로그램 — 평가대상자의 능력을 최대한 잠재적 기능 상태에 도달하도록 도와주는 간호 중재. 이 문항은 자격을 갖춘 치료사에 의

해 제공되는 과정이나 기술을 포함하는 것이 아님. 걷기 프로그램은 보조 기구가 필요하다면 이를 사용하여 평가대상자가 자가걷기 능력을 유지하거나 향상시켰던 활동을 포함함. 이 영역에 포함되기 위해 재활 프로그램과 걷기 프로그램은 다음과 같은 조건을 충족시켜야 함

- 케어 플랜과 의무 기록지에 측정 가능한 목표와 중재 내용이 기록되어 있어야 함
- 의무 기록지에 간호사의 주기적인 평가가 뒷받침되어 있어야 함
- 요양보호사들은 평가대상자들의 활동 참여를 증진시킬 수 있는 기술을 훈련받아야 함
- 간호사가 직접 수행하거나 간호사의 감독하에 다른 직원이나 자원봉사자가 수행할 수 있음
- 1명의 돌봄제공자가 4명 이상을 담당하는 운동 그룹은 포함하지 않음

O3f. 심리 치료(면허 소지 정신건강 전문가에 의한) — 자격을 갖춘 정신건강 전문가(예: 정신과의사, 심리학자, 정신전문간호사, 정신전문사회복지사)에 의해 제공된 치료

방법 평가대상자의 의무 기록지를 검토하고, 자격을 갖춘 치료사들의 의견을 각각 구한다.

기입 **A**: 지난 7일간 계획된 치료 일수

B: 지난 7일 중 15분 이상 치료가 제공된 일수. 없다면 "0"을 기입

C: 지난 7일 동안 개별 서비스가 제공된 총시간을 분으로 기입. 15분 미만으로 제공된 치료가 있다면 B에는 0이라 기입되겠지만 여기는 총합 시간을 기입. 기다리거나 의무 기록 작성에 소요된 시간이 아닌 실제 서비스 제공 시간을 기입하되, 없다면 "0"을 기입. 또는 수행된 일수 = 0이지만 계획된 일수 > 0이면, 처방된 총시간(분)을 기재함

치료 요법/간호 서비스 기입 방법의 예

뇌졸중인 F씨는 안정된 상태에서 재활 치료를 위해 요양시설에 입소하였다. 입원 이후 그녀는 하루에 두 번 30분씩 언어 치료를, 일주일에 세 번 30분씩 작업 치료를, 하루에 두 번 3일 동안 30분짜리 물리 치료와 지난 3일 매일 하루에 10분씩 호흡 치료를 받았다. 지난 주 동안 F씨는 계획된 모든 치료에 다 참여하였다.

	A	B	C
a. 물리 치료	3	3	180
b. 작업 치료	3	3	90
c. 언어 치료 및 청각 서비스	7	7	420
d. 호흡 치료	3	0	30
e. 간호사가 제공하는 기능 재활 또는 걷기 프로그램	0	0	0
f. 심리 치료(면허 소지 정신전문가에 의한)	0	0	0

O4. 병원 및 응급실 이용(지난 90일 동안 또는 마지막 평가가 90일 이내라면 마지막 평가 이후)

O4a. 하룻밤 이상 급성기 병원 입원

목적 지난 90일 동안, 또는 (지난 평가가 90일 이내라면) 지난 평가 이후에, (이 기간 동안의 비용 지불 상태가 병원인가 요양시설인가에 관계없이), 평가대상자가 병원에 하루 이상 입원했던 적이 몇 번인가를 기록하는 것. 평가대상자가 본 시설에 새로 입소했다면, 입소 이전의 해당 기간 동안의 입원도 포함한다.

정의 하루 이상의 입원이 요구된다는 의사의 진단 하에 공식적으로 평가대상자가 입원한 것을 말하며, 이는 당일 수술(day surgery)이나 외래 서비스(outpatient services) 등을 위한 입원은 포함하지 않는다.

방법 평가대상자의 의무 기록을 검토한다. 만약 평가대상자가 새로 입소했다면, 평가대상자와 가족에게 물어본다. 때로는 최근 병원 입원과 관련한 전송 내역이나 청구서를 받아 보는 것도 가능할 것이다.

기입 병원에 입원했던 횟수를 적는다. 지난 90일 동안 병원에 입원했던 적이 없으면 모두 "0"을 기입한다. 만약 한 자리 숫자라면, 첫 번째 칸에 0을 기입한다.

병원 입원 기입 방법의 예

인슐린 의존성 당뇨병이 있는 D씨는 그녀의 집에서 어제 요양시설로 입소하였다. 집에서 그녀는 6일 전부터 왼쪽 다리의 궤양이 발생하여 인슐린 조절에 매우 어려움을 겪었다. 입소 전 지난 90일 동안 D씨는 두 번(각각 3일과 5일 동안) 병원에 입원했었다.

"02" 기입

W씨는 2년 동안 요양시설에서 거주하였다. 그는 혈액장애(blood dyscrasia)가 있어 1개월에 두 번씩 동네 응급실에 가서 수혈을 받는다. 지난 달 수혈받을 때에 발열이 있어 2일 동안 병원에 입원하였다.

"01" 기입

O4b. 응급실 이용(하룻밤 이상 머문 경우 제외)

목적 지난 90일 동안 평가대상자가 입원 전 응급실에 머무는 것이 아닌 치료나 검사를 위해 응급실에 방문한 적이 있는가를 기록하기 위함이다. 만약 평가대상자가 본 요양시설에 새로 입소했다면, 입소 이전의 해당 기간 동안의 응급실 이용도 포함한다.

정의 하룻밤 이상 머문 경우를 제외한 응급실 방문 횟수를 의미하며, 의사의 검진, 수혈, 항암 치료 등을 위해 계획된 응급실 방문도 제외한다.

방법 평가대상자의 의무 기록을 검토한다. 만약 평가대상자가 새로 입소했다면, 평가대상자와 가족에게 물어보거나 입원과 관련된 전송 내역을 검토한다.

기입 지난 90일 동안(마지막 평가가 90일 이내라면, 마지막 평가 이후) 응급실에 방문한 횟수를 기입한다. 응급실을 간 적이 없다면 **"0"**을 기입하되, 평가대상자가 응급실에 하루 이상 있다가 바로 입원하게 되는 경우는(위 문항의 입원에 포함되므로) 응급실 이용에는 포함하지 않도록 한다. 만약 한 자리 숫자라면, 첫 번째 칸에 0을 기입한다.

응급실 이용 기입 방법의 예

어느 날 저녁 X씨는 흉통과 호흡곤란을 호소하여 검사를 위해 응급실로 이송되었다. 응급실에서 X씨는 IV Lasix, nitrates, 산소를 투여 받았다. 상태가 안정되었을 때는 이미 늦은 저녁이었고 상태를 더 지켜보기 위해 입원을 하였다. 그는 다음날 오후에 요양시설로 돌아왔다.

"00" 기입

** 판단의 근거: X씨는 응급실에 가긴 했지만, 하루를 넘긴 입원을 하게 되었다. 하루 이상 머무는 것은 이 문항의 정의에 포함되지 않는다.

밤 근무 시간 동안 F씨는 화장실에 가던 도중 넘어졌다. 오른쪽 엉덩이 부위의 통증을 호소하여 X-ray 촬영을 위해 응급실로 이송되었다. X-ray 촬영 결과 골절은 없는 것으로 나타났고, F씨는 몇 시간 후에 다시 요양시설로 돌아왔다.

"01" 기입

P씨는 지난 90일 동안 한 번 위루의 튜브가 빠졌으나 직원이 몇 차례 다시 삽입하려 시도했으나 실패하였다. P씨는 응급실로 이송되었고, 응급실에서 당직의가 다시 튜브를 삽입해 주었다.

"01" 기입

O5. 의사 방문

목적 지난 14일 중(입원한 지 14일이 안 되었다면 입원일 이후) 의사가 방문하여 대상 평가대상자를 검진한 횟수를 기록하는 것. 의사의 검진은 요양시설 또는 의사의 진료실에서 시행될 수 있다. 의사 방문 횟수는 평가대상자의 상태가 복잡함을 나타내기도 한다.

정의 **의사 검진** — 요양시설 또는 의사의 진료실에서 평가대상자의 신체 일부 혹은 전신을 검진하는 것으로, 응급실에서 일어난 검진은 포함되지 않는다. 만약 평가대상자가 계획에 없던 응급실 방문을 했을 경우에는 지난 90일 동안 이러한 일이 일어난 횟수를 "O4b. 응급실 이용"에 기입하도록 한다.

기입

의사가 평가대상자를 검진한 일수를 기입한다. 만약 없다면 **"0"**을 기입한다.

O6. 의사 처방

목적

지난 14일 동안(입원한 지 14일이 안 되었다면 입원일 이후) 평가대상자에 대한 의사의 처방이 얼마나 변경되었는가를 기록하는 것. 어떤 경우 의사 지시 변경 횟수는 평가대상자의 상태가 복잡함을 나타낸다.

정의

의사 처방 — 새로운 치료 또는 치료 변경을 위해 서면, 전화, 팩스, 이메일 또는 의뢰 관련 처방을 포함. 입원 처방, 재입원 처방, 다른 내용의 변경이 없는 반복 처방(renewal orders without changes)은 포함하지 않는다.

기입

의사의 처방이 변경된 일수를 기입한다. 내용의 변경이 없는 반복 처방(renewal orders without changes)은 포함하지 않도록 하고, 만약 처방 변경이 없다면 **"0"**을 기입한다.

O7. 물리적 억제

목적

평가대상자에게 지난 3일 동안 하루 중 어떤 때라도 아래에 나열되어 있는 억제 장치를 적용했던 횟수를 기록하는 것

정의

이 문항은 평가대상자가 쉽게 제거할 수 없고 평가대상자의 움직임을 자유롭지 못하게 하거나 신체 일부에 닿지 못하게 하기 위한 어떤 장치(예: 물리적 또는 기계적 장치, 대상자 신체 일부나 근처에 부착하는 장비)의 사용을 말한다.

O7a. 침상 사방의 난간을 올려놓음 — 평가대상자 침대의 사면 중 삼면을 위에서 아래까지 다 차단시키기 위해 한 개 이상의 침상 난간을 최대로 올려놓는 것. 이는 (평가대상자가 그쪽 면으로 드나들지 못하게 하기 위해) 침상의 한 쪽 면이 벽에 닿아 있고, 나머지 면에는 한 개 이상의 침상 난간이 최대로 올라와 있음. 소아병동에서 사용하는 스크린(veil screen)도 이에 포함됨

O7b. 몸통 억제대 — 평가대상자가 쉽게 제거할 수 없는 기구, 장비를 포함(예: 조끼나 허리 억제대)

O7c. 일어나는 것을 제한하는 의자(예: 휠체어 억제대) — 움직이지 않는 무릎탁자가 있는 의자(chair with locked lap board), 평가대상자가 일어서는 것을 막아 누운 자세(recumbent position)로 있도록 하는 의자, 콩주머니 의자(bean bag chair)와 같이 매우 푹신하고 바닥이 낮은 의자, 안락한 쿠션(예: lap buddy)을 포함

방법 평가대상자의 의무 기록지나 억제대 관련 업무 흐름도를 체크한다. 간호사에게 의견을 구하고 평가대상자를 관찰한다.

기입 각 종류에 대해 응답을 기재한다.

0. 사용하지 않음

1. 매일 사용하지는 않음

2. 매일, 밤에만 사용

3. 매일, 낮에만 사용

4. 낮과 밤에 모두 사용하지만 계속 사용하는 것은 아님

5. 하루 24시간 계속 사용함(주기적으로 풀어 주는 것을 포함)

Section P

책임과 사전 의사 결정

P1. 책임/법정 후견인[한국]

목적 평가대상자가 법원이 임명한 대리인(예: 성년후견인)이 있는지 파악하는 것

정의 평가대상자에 대해 법적인 책임을 지니고 있는 사람이다.

기입 적절한 응답을 찾아 기입한다.

0. 없음

1. 있음

P2. 사전 의사 결정(advance directives)

목적 향후 케어를 어떻게 할 것인가에 대해 평가대상자가 대화할 수 없는 상황이 되었을 때를 대비한 지침이 주어졌었는가를 파악하는 것. 평가대상자의 치료 선택과 관련하여 평가대상자 또는 법정 대리인이 작성한 법적인 사전 결정 사항이 있는지(legal existence of directives) 기록하기 위함이다. 현재까지 유효하고 의무 기록에 포함된 의사 결정(directives) 관련 기록을 기반으로 기재해야 한다. 평가대상자의 의사 결정 내용이 없는 경우, 직원들은 대상자와 가족들과 함께 대상자가 바라는 것에 대해 논의하도록 촉구한다. 대상자가 언급하는 현재의 바람과 대상자 파일에 있는 법적 기록과 상이한 내용은 즉시 일치되도록 해야 한다.

정의

P2a. **심폐소생술 금지** — 호흡기 또는 심장 부전이 있을 경우, 평가대상자, 가족 또는 법정 후견인(legal guardian)이 대상자의 호흡 또는 순환 기능을 회복시키려는 의도로 사용되는 심폐소생술(cardiopulmonary resuscitation)이나 구명 방법(life saving methods)을 사용하지 않도록 하는 것

P2b. **기관내 삽관 금지** — 평가대상자, 가족 또는 법정 후견인이 호흡을 촉진하기 위한 관[기관내삽관(endotracheal tube), 기관절개관(tracheal tube)]을 삽입하는 것을 바라지 않음을 나타냄

P2c. **병원 입원 금지** — 평가대상자는 보통 입원이 필요한 의학적 상태가 발생한 이후라 하더라도 입원하지 않을 것임을 명시한 서류

P2d. **경관 영양 금지** — 평가대상자, 가족 또는 법정 후견인은 대상자가 구강으로 영양 공급이 불가능해진다면 인공적인 방법(예: 관, 정맥내 영양)으로 영양을 공급하는 것을 바라지 않음

P2e. 약물 사용 제한 — 평가대상자, 가족 또는 법정 후견인은 대상자가 생명 유지를 위한 투약(예: 항생제, 항암제)을 바라지 않음. 그러나 이러한 투약이 대상자의 안위를 위해 사용되는 경우라면, 약물 사용 제한이 적절하지 않을 수 있으므로 이러한 경우에는 약물 사용 제한에 대한 사전 의사 결정에 대해 가족이나 법정 후견인과 함께 검토해 보아야 함

방법

평가대상자나 가족에게 사전 의사 결정을 구체적으로 해 두었는지 물어본다. 이러한 의사 결정서가 현재도 유효하려면, 법적으로 적합한 서식으로 평가대상자의 의무 기록에 기록이 되어 있어야 한다. 그러한 기록이 없다면 이 문항에 기입하면 안 된다.

기입

적절한 응답을 찾아 기입한다.

0. 없음

1. 있음

Section Q

퇴소 가능성

Q1. 퇴소 가능성

목적

평가대상자가 향후 3개월 이내에 퇴소할 가능성이 있는지 확인하는 것. 어떤 사람들은 퇴소가 입소할 때의 목표였을 수도 있고, 어떤 사람들은 입소 기간 동안 상태가 호전되어 퇴소하는 것일 수 있다.

정의

퇴소(discharge) — 집이나, 다른 지역사회 기관, 다른 요양시설이나 개인적인 장소로 갈 수 있다. 사망으로 인한 것은 퇴소에 포함되지 않는다.

지지하는 사람(support person) — 배우자나 가족 구성원, 다른 중요한 사람일 수 있다.

방법

신규 또는 최근 입소(입원) 시 평가대상자에게 직접 물어본다. 시설에 오래 머문 사람일수록 지역사회로의 복귀 의향에 대해 묻는 것이 더욱 어렵다. 약 1년 정도 거주를 하게 되면, 많은 사람들은 요양시설을 집으로 생각하게 되지만, 그런 사람도 지역사회로 돌아가도록 돕는 성공적인 프로그램이 있다. 동시에 지역사회로의 복귀가 불가능해 보이는 사람들에게 이러한 문제를 직접적으로 물어봄으로써 불가능한 목표를 설정하지 않도록 한다. 오히려 사람들의 선호에 대해 묻는 것 같은 간접적인 질문이 더 나을 수 있다. 예를 들어 "저희가 안 지도 벌써 1년이네요. 여기 시설에서의 생활은 어떠신가요?"라고 물어볼 수 있다.
요양보호사와 사회 서비스 담당 직원들, 평가대상자의 가족과 중요한 사람들에게도 물어보도록 한다. 의무 기록지를 검토한다. 퇴원 계획은 주로 사회 서비스 기록지나 간호 기록지, 경과 기록지에 기록된다.

Q1a. 지역사회로 돌아가거나, 지역사회에 남아 있기를 원한다는 것을 표현하거나 드러냄

Q1b. 시설 퇴소나 지역사회에 거주하는 것을 지지하는 사람이 있음

Q1c. 지역사회에 거주할 수 있는 곳이 있음

기입

적절한 응답을 찾아 기입한다.

0. 아니요

1. 예

Q

Q2. 지역사회로 복귀하기 전까지 본 시설에 얼마나 머물 것으로 예상하는가?

기입 평가 기준일 기준으로 평가 기준일을 포함해 일수를 세도록 한다. 적절한 응답을 찾아 기입한다.

0. 1~7일

1. 8~14일

2. 15~30일

3. 31~90일

4. 91일 이상

5. 지역사회로 복귀 못할 것 같음

퇴소 가능성 기입 방법의 예

F씨는 2개월 전에 뇌졸중이 있었던 65세의 기혼 여성이다. 그녀는 이동, 걷기 훈련, 휠체어 이동과 관련한 추가 재활을 위해 1주 전에 재활 시설에서 여기 요양시설로 입소하였다. F씨는 매우 집으로 돌아가고 싶어 하고, 그녀의 남편은 지지적이고 그녀의 독립성을 증진시키기 위해 집 안을 "사용자에게 편리하게(user friendly)" 변경하느라 바쁘다. 그들의 목표는 2개월 이내에 시설에서 퇴소할 수 있도록 준비하는 것이다.

Q1a. 지역사회로 돌아가거나, 지역사회에 남아 있기를 원한다는 것을 표현하거나 드러냄 : "1" 예
Q1b. 시설 퇴소나 지역사회에 계속 거주하는 것을 지지하는 사람이 있음 : "1" 예
Q1c. 지역사회에 거주할 수 있는 곳이 있음 : "1" 예
Q2. 지역사회로 복귀하기 전까지 본 시설에 얼마나 머물 것으로 예상하는가? : "3" 31~90일

D씨는 골절을 동반한 뼈로 전이된 말기 암이 있는 67세의 미망인이다. 현재 그녀의 주요 문제는 통증 조절과 진통제로 인한 이차적인 정신착란(confusion)이다. D씨는 주기적으로 그녀를 집에 데려가 침대에 눕혀 달라고 요구한다. 그러나 그녀의 딸은 그녀를 집에 데려가 호스피스 케어를 받을 수 있도록 하는 것이 불가능하다며 꺼린다. 골절 때문에 D씨는 식사하기(빨대를 물 수 있음)를 제외한 모든 ADL을 전적으로 의존하고 있다.

Q1a. 지역사회로 돌아가거나, 지역사회에 남아 있기를 원한다는 것을 표현하거나 드러냄 : "1" 예
Q1b. 시설 퇴소나 지역사회에 계속 거주하는 것을 지지하는 사람이 있음 : "0" 아니요
Q1c. 지역사회에 거주할 수 있는 곳이 있음 : "0" 아니요
Q2. 지역사회로 복귀하기 전까지 본 시설에 얼마나 머물 것으로 예상하는가? : "5" 지역사회로 복귀 못할 것 같음

** 판단 근거: D씨가 거의 사망에 가깝긴 하지만, "5"에 기입해야 한다. 사망으로 인해 기대되는 퇴소는 퇴소에 포함하지 않기 때문이다.

S씨는 왼쪽 엉덩이 골절의 수술 때문에 병원에 입원했다가 2주 전에 요양시설로 입소한 70세의 기혼 남성이다. S씨는 오랜 기간 알코올중독과 간경화를 앓고 있다. 그의 딸은 그가 40년간 술을 먹으면 그의 아내를 학대했다고 한다. 그는 집으로 돌아가기를 매우 원하지만, 그의 아내는 더 이상은 그를 참을 수 없고 그가 돌아오는 것을 바라지 않는다고 한다. 그는 무엇보다 가족이 돌볼 수 있는 선택 가능성은 없어 다른 사회적 지지 방안을 알아보고 있으나, 아직까지는 퇴소 계획이 불확실하다.

Q1a. **지역사회로 돌아가거나, 지역사회에 남아 있기를 원한다는 것을 표현하거나 드러냄 : "1" 예**
Q1b. **시설 퇴소나 지역사회에 계속 거주하는 것을 지지하는 사람이 있음 : "0" 아니요**
Q1c. **지역사회에 거주할 수 있는 곳이 있음 : "0" 아니요**
Q2. **지역사회로 복귀하기 전까지 본 시설에 얼마나 머물 것으로 예상하는가? : "4" 91일 이상**

Section R
퇴소

주: 본 Section은 퇴소 시에만 작성할 것

R1. 퇴소일

기입

평가대상자가 본 요양시설에 머무는 마지막 날짜를 기입한다. 만약 달이나 날이 한 자리 수라면 첫 칸에는 **"0"**을 기입한다.

2	0	1	3	년		0	2	월		1	7	일

R2. 퇴소 후 거주 및 생활 상태[한국]

목적

장기요양시설에서 퇴소 이후 평가대상자의 거주지 및 생존 여부에 대해 기록하기 위함이다.

정의

1. **개인주택/아파트/전·월세** — 본인이 소유하거나 임대한 것인지 아닌지에 관계없이, 지역사회에 위치한 주택, 빌라, 아파트 또는 방. 또한 은퇴자 공동체(retirement communities) 또는 노인이나 장애인들을 위한 독립된 주택을 포함
2. **양로시설/노인공동생활가정** — 노인에게 급식과 그 밖에 일상생활에 필요한 편의를 제공
3. **지원주거(assisted living) 혹은 준독립주거(semi-independent living)** — 감독, 홈케어 건강 서비스, 가사 관리, 개인지원 서비스, 식사 서비스, 교통수단 이용 등 다양한 수준의 지원 서비스가 통합되어 있는 공동생활 환경으로, 입소 시설 아닌 지역사회 거주지
4. **정신보건 거주지(예: 정신질환자 그룹홈)** — 감독과 제한적 서비스(식사, 집안일)를 필요로 하는 정신과적 문제를 가진 성인을 위한 거주지
5. **신체장애인 그룹홈** — 신체적 장애를 지닌 사람들에게 서비스를 제공하는 거주지. 일반적으로 직원이 24시간 상주하는 가운데 단체로 생활하게 되며, 가능한 한 독립적이고 능동적으로 지내도록 독려됨
6. **지적장애인 거주지** — 지적장애를 지닌 사람들에게 서비스를 제공하는 거주지. 일반적으로 직원이 24시간 상주하는 가운데 단체로 생활하게 되지만, 가능한 한 독립적이고 능동적으로 지내도록 독려됨
7. **정신병원/병동** — 정신과 질환의 진단과 치료에 중점을 두는 정신병원으로 급성기 케어, 재활, 만성 케어 병원 같은 다른 입원 시설들과 분리되어 있음. 정신 병동은 종합병원 내에 있는 하나의 병동으로, 오직 정신과 질환의 진단과 치료만 전문적으로 담당함
8. **노숙(쉼터 이용하든 하지 않든)** — 노숙자는 일정한 거주지(주택, 아파트, 방, 기타 정기적으로 머무는 기타 장소)가 없음. 거리나 외부에서 생활하며, 차나 폐건물, 다리 밑 등에서 잠

R

을 잠. 노숙자를 위한 쉼터를 이용하고 있을 수도 있고 아닐 수도 있음

9. **장기요양시설** — 치매, 중풍 등 노인성 질환 등으로 심신에 상당한 장애가 발생하여 도움을 필요로 하는 노인에게 급식, 요양과 그 밖에 일상생활에 필요한 편의를 제공

10. **재활병원/병동** — 재활병원은 질병이나 손상으로 인해 신체 기능의 저하가 있는 사람들의 신체적 재활 또는 직업 재활에 중점을 두는 허가된 병원, 재활병동은 급성기 병원 내에 있으며, 질병이나 손상으로 인한 신체 기능의 저하가 있는 사람들의 급성기 신체적 재활 또는 직업 재활에 중점을 둠

11. **호스피스 시설/완화 케어 병동** — 호스피스 시설(또는 더 일반적인 케어를 제공하는 시설 내에 위치한 호스피스 병동)은 의사로부터 생존 기간이 6개월 미만인 말기 질환을 진단받은 사람들에게 케어를 제공함. 호스피스 케어의 목적은 대상자와 가족을 돕는 한편 대상자를 위로하고 그들의 삶의 질을 유지하는 것. 완화 케어는 완치를 위한 치료에 반응하지 않는 질병을 가진 대상자들에게 제공하는 케어를 말함. 통증 및 증상 완화를 목표로 하며, 생명을 연장하는 치료법 사용 역시 배제하지 않음. 완화 케어는 대개 생명을 위협하는 질병을 진단받은 시점부터 제공됨

12. **급성기 병원** — 일차적으로 급성적인 의료 문제의 진단과 치료에 중점을 두는 급성 병원으로 허가된 시설을 말함

13. **교정 시설** — 형사법정에서 금고나 징역 선고를 받은 사람들을 수용하기 위한, 지방 및 중앙정부가 운영하는 모든 종류의 감옥, 교도소, 사회복귀시설(halfway house)

14. **기타** — 위에 나열되지 않은 다른 형태의 거주지

15. **사망** — 더 이상 살아 있지 않음

16. **요양병원**

주: p. 123, "평가대상자 거주지 분류" 표 참고

방법 의무 기록을 검토한다. 만약 의무 기록에 정보가 없다면, 평가대상자나 가족에게 물어본다.

기입 단 한 개의 응답만을 선택하고 빈칸에 기재하도록 한다. 만약 한 자리 숫자의 보기를 선택한다면, 앞자리를 빈칸으로 남겨 둔다.

R3. 퇴소 후 홈케어 서비스를 받을 계획

기입

0. 없음

1. 있음

Section S

평가 정보

S1.

목적

평가 코디네이터가 서명을 하고 평가가 완료되었다는 것을 증명하는 것

방법

평가 코디네이션을 책임지고 있는 사람은 평가 도구의 모든 정보가 완성될 때까지 평가를 종료했다는 서명을 하거나 인증을 해서는 안 된다. 만약 여러 사람이 평가에 관련되어 있다면, 다른 의료 전문가들이 작성한 평가 문항의 정확성을 평가 코디네이터가 보증하는 것은 아니다.

기입

평가 코디네이터는 첫 번째 빈칸에 본인의 이름으로 서명을 하고 두 번째 빈칸에 평가가 완료되었다고 서명한 날짜를 기입한다. 만약 월(month)과 일(day)이 한 자리 숫자라면, 첫 자리에 "0"을 기입한다.

1. 서명

2. 평가 종료일

2	0	1	3	년		0	2	월		1	7	일

S

약어 목록

AC	Acute Care	급성기 케어
ADL	Activities of Daily Living	일상생활활동
AL	Assisted Living	지원주거
ATC	Anatomical therapeutic chemical	의약품 분류 기준(WHO)
BUN	blood urea nitrogen	혈중 요소 질소
CA	Contact Assessment	초기 사정
CAPs	Clinical Assessment Protocols	임상 평가 지침
CF	Mental Health for Correctional Facilities	교정 시설 정신건강
CHA	Community Health Assessment	지역사회 건강 평가
CMH	Community Mental Health	지역사회 정신건강
CVA	Cerebrovascular accident	뇌졸중
ESP	Emergency Screener for Psychiatry	정신과 응급 스크리너
GI	gastrointestinal	위장관계
GU	genitourinary	비뇨생식기계
HC	Home Care	홈케어
IADL	Instrumental Activities of Daily Living	도구적 일상생활활동
ICD-CM	International Classification of Diseases, Clinical Modification	국제 질병 분류 — 임상 개정판
ID	Intellectual Disability	지적장애
LTCF	Long-Term Care Facilities	장기요양시설
MDS	Minimum Data Set	최소 정보군
MH	Mental Health	정신건강
PAC	Post-Acute Care	후급성기 케어
PC	Palliative Care	완화 케어
PRN	Pro re nata ("as needed")	필요시 투여
QOL	Self-Report Quality of Life	자가보고 삶의 질
RAI	Resident Assessment Instrument	요양자 평가 도구
RUGs	Resource Utilization Groups	자원이용군
TENS	Transcutaneous electrical nerve stimulation	경피적 신경전기자극
WELL	Wellness	웰니스

평가대상자 거주지 분류

	interRAI 분류	해당 국내 거주지 예시
1	개인주택/아파트/전·월세 (private home/apartment/rented room)	일반 생활 주택, 연립주택, 아파트, 고시원, 오피스텔, 원룸형 주택, 다세대 주택
2	양로시설/노인공동생활가정	양로시설, 노인공동생활가정
3	지원주거/준독립지원주거 (assisted living or semi-independent living)	노인복지주택, 시니어타운, 실버타운, 노인아파트
4	정신보건 거주지 (mental health residence-e.g. psychiatric group home)	사회복귀시설(정신질환자생활시설, 정신질환자 지역사회재활시설, 정신질환자 직업재활시설), 정신요양원
5	신체장애인 그룹홈 (group home for persons with physical disability)	신체장애인 생활시설/그룹홈
6	지적장애인 거주지 (setting for persons with intellectual disability)	지적장애인 생활시설/그룹홈
7	정신병원/병동 (psychiatric hospital or unit)	정신병원, 정신의료기관
8	노숙 (homeless - with or without shelter)	부랑인 복지시설, 노숙인 쉼터, 노숙
9	장기요양시설 (long-term care facility-e.g. nursing home)	노인요양시설, 노인요양공동생활가정
10	재활병원/병동 (rehabilitation hospital/unit)	국립재활원, 재활병원, 병원 내 재활병동, 한방병원 내 재활병동
11	호스피스 시설/완화 케어 병동 (hospice facility/palliative care unit)	말기 암환자 전문의료기관, 암 환자 완화의료기관
12	급성기 병원 (acute care hospital)	병원(재활 및 요양 병원 제외), 한방병원
13	교정 시설 (correctional facility)	구금보호시설(교도소, 구치소, 치료감호시설)
14	요양병원 (long- term care hospital)	의료법 제3조 제2항 제3호에 따른 요양병원

[다른 특별한 언급이 없으면, 지난 3일을 기준으로 평가]

Section A. 신원 정보

1. 이름: (성) ______ (이름) __________

2. 성별 ☐
1 남 2 여

3. 생년월일: ☐☐☐☐ 년 ☐☐ 월 ☐☐ 일

4. 결혼 상태 ☐
1 미혼
2 기혼(사실혼 포함)
3 동거(파트너 혹은 애인)
4 사별
5 별거
6 이혼

5. 주민등록번호: ☐☐☐☐☐☐ - ☐☐☐☐☐☐☐ [예 — 한국]

6. 요양기관번호: ______________ [예 — 한국]

7. 현재 서비스 지불 재원(해당되는 것 모두 표시) [예 — 한국]
[주: 원무과에 문의]
0 아니요 1 예
a. 장기요양보험 ☐
b. 건강보험 ☐
c. 의료급여 ☐
d. 전액 자가 (또는 가족) 부담 ☐
e. 사보험 ☐
f. 기타 ☐

8. 평가 이유 ☐
1 최초 평가
2 정기 재평가
3 재이용 시 평가(급성기 병원 입원 등으로 인한)
4 중요한 상태 변화로 인한 재평가
5 서비스 종료 평가(지난 3일간 서비스 포괄하는)
6 서비스 종료 추적관리(tracking)만
7 기타(예: 연구)

9. 평가 기준일: ☐☐☐☐ 년 ☐☐ 월 ☐☐ 일

10. 평가대상자가 표현한 케어 목표 *[아래 네모 칸에 주 목표 기입]*

11. 마지막 병원 퇴원 후 시간 경과 ☐
지난 90일 중 가장 최근 입원 경험을 기재
0 지난 90일 중 입원 경험 없음
1 31~90일 전
2 15~30일 전
3 8~14일 전
4 지난 7일 이내
5 현재 병원 입원 중

Section B. 등록 시 정보

[주: 등록 시/최초 평가 시에만 작성]

1. 장기요양시설 입소 결정에 있어 자기 의사 반영 수준 ☐
0 전적으로 반영됨
1 어느 정도 반영됨
2 거의 또는 전혀 반영되지 않음
8 응답 불가/응답 거부

2. 입소일: ☐☐☐☐ 년 ☐☐ 월 ☐☐ 일

3. 인종 및 국적 [예 — 한국]
a. 인종 ☐
0 아시아인
1 아시아인 아님: __________ (명시할 것)
b. 국적 ☐
0 한국인
1 한국인 아님: __________ (명시할 것)

4. 주 사용 언어 [예 — 한국] ☐
0 한국어
1 한국어 아님: __________ (명시할 것)

5. 입소 시, 그리고 평소 거주지 [예 — 한국]
1 개인주택/아파트/전·월세
2 양로시설/노인공동생활가정
3 지원주거(assisted living) 혹은 준독립주거(semi-independent living)
4 정신보건 거주지(예: 정신질환자 그룹홈)
5 신체장애인 그룹홈
6 지적장애인 거주지
7 정신병원/병동
8 노숙(쉼터 이용하든 하지 않든)
9 장기요양시설(너싱홈/노인요양공동생활가정)
10 재활병원/병동
11 호스피스 시설/완화 케어 병동
12 급성기 병원
13 교정 시설
14 기타
15 요양병원
a. 입소 직전 ☐☐
b. 평소 거주지 ☐☐

6. 입소 전 평소 거주지 우편번호: ☐☐☐ - ☐☐☐ [예 — 한국]

7. 입소 전 거주 현황 ☐
1 독거
2 배우자/파트너만
3 배우자/파트너 및 다른 사람(들)
4 배우자 없이 자녀와
5 부모 또는 법적 보호자와
6 형제, 자매
7 다른 친척
8 친척 아닌 다른 사람

8. 지난 5년 간 거주력 [예 — 한국]
입소일(B2항목) 이전 5년 동안 거주했던 곳 모두 표시

0 아니요 1 예

a. 장기요양시설, 요양병원 ☐
b. 양로시설/노인공동생활가정, 지원주거(assisted living) ☐
c. 정신보건 거주지(예: 정신질환자 그룹홈) ☐
d. 정신병원/병동 ☐
e. 지적장애인 거주지 ☐

9. 정신건강
정신질환이나 지적장애 병력이 있다면 기재 ☐
0 아니요 **1** 예

Section C. 인지

1. 일상적인 의사 결정을 위한 인지 기술 ☐
일상생활에서의 활동(예: 언제 기상을 하고, 언제 식사를 하는가, 또는 어떤 옷을 입거나 어떤 활동을 할 것인가 등)과 관련한 결정에 있어서
0 독립적 — 의사 결정이 일관되며, 합리적이고, 안전함
1 거의 독립적 — 새로운 상황에서만 어느 정도의 어려움 느낌
2 약간 손상 — 특정 상황에서만 반복적으로 의사 결정이 부적절하거나 위험함. 그런 상황에서는 지시나 감독 필요
3 상당한 손상 — 의사 결정이 늘 부적절하거나 위험함. 항상 지시나 감독이 필요
4 심각한 손상 — 의사 결정을 전혀 혹은 거의 하지 못함
5 의식불명, 코마 [Section G로 이동]

2. 기억/회상 능력
배웠거나 알고 있는 내용에 대한 회상 평가
0 기억 정상 **1** 기억 문제 있음
a. **단기 기억 정상** — 5분 후에 회상 가능한 것으로 보임 ☐
b. **장기 기억 정상** — 먼 과거의 일을 기억(회상) 가능한 것으로 보임 ☐
c. **절차 기억 정상** — 여러 단계로 구성된 일을 지시 없이 전체 또는 거의 모든 단계를 수행할 수 있음 ☐
d. **상황 기억 정상** — 자주 만나는 돌봄제공자들의 이름/얼굴을 인지하고, 자주 가는 장소(침실, 주방, 활동실, 치료실)의 위치도 알고 있음(사람 기억, 장소 기억 둘 다 정상임) ☐

3. 주기적인 사고/의식 이상
[주: 정확한 평가를 위해서는 최근 평가대상자의 행동에 대해 직접적으로 알고 있는 직원, 가족 등과 대화를 해야 함]
0 이상행동 없음
1 이상행동 보이나, 평소 기능과 일관됨
2 이상행동 있으며, 평소 기능과 다르게 보임 (예: 최근 발생하거나 악화됨. 몇 주 전과 달라 보임)
a. **쉽게 산만해짐**(예: 주의를 집중하기 어려움. 산만함) ☐
b. **혼란스러운 대화**(예: 대화의 내용이 말이 안 되고 부적절하거나, 주제가 산만하게 계속 바뀜. 생각의 흐름을 놓침) ☐
c. **하루 동안 정신 기능이 시간에 따라 변함** (예: 어떤 때는 호전되고, 어떤 때는 악화됨) ☐

4. 평소 정신 기능 상태의 갑작스런 변화 ☐
예: 안절부절못함, 기면 상태, 각성이 어려움, 변화된 환경인식
0 없음 **1** 있음

5. 90일 전(또는 마지막 평가 이후)과 비교한 의사 결정 능력의 변화 ☐
0 향상 **1** 변화 없음
2 저하 **8** 불확실

Section D. 의사소통과 시력

1. 자신을 이해시키기(표현) ☐
정보 내용을 언어적, 비언어적으로 표현
0 이해시킴 — 생각을 표현하는 데에 어려움 없음
1 대부분 이해시킴 — 단어를 찾거나 생각을 마무리하는 데에 어려움이 있긴 하지만, 충분한 시간이 주어지면 도움이 거의 혹은 전혀 필요하지 않음
2 종종 이해시킴 — 단어를 찾거나 생각을 마무리하는 데에 어려움이 있어, 대개 도움을 필요로 함
3 가끔 이해시킴 — 기본적인 요구만 할 수 있을 정도로 제한됨
4 거의 혹은 전혀 자신을 이해시키지 못함

2. 다른 사람을 이해하는 능력(이해) ☐
언어 정보 내용에 대한 이해(어떤 식으로든, 보청기 등 보조수단을 평소에 사용한다면 착용하고 평가)
0 이해함 — 명확하게 이해함
1 대부분 이해함 — 메시지의 내용이나 의도의 일부분을 놓치기는 하지만 대화의 대부분을 이해함
2 종종 이해함 — 메시지의 내용이나 의도의 일부분을 놓치기는 하지만 반복이나 설명을 통해 대화 내용을 종종 이해할 수 있음
3 가끔 이해함 — 단순하고 직접적인 의사소통에만 적절하게 반응함
4 거의 혹은 전혀 이해하지 못함

3. 듣기 능력
a. 청력(보청기를 사용한다면 착용 후 평가) ☐
0 적절함 — 보통의 대화, 대인관계, TV 시청 등에 어려움이 없음
1 약간 어려움 — 어떤 상황(예: 조용하게 얘기하거나 2m 이상 떨어진 사람과의 대화 등)에서는 어려움이 있음
2 상당히 어려움 — 보통의 대화를 알아듣는 데 어려움이 있어, 잘 듣기 위해서는 주위가 조용해야 함
3 심각히 어려움 — 모든 상황에서 어려움이 있음(예: 말하는 사람이 크게 또는 매우 천천히 얘기해야 함. 평가대상자가 모든 말이 중얼거리는 것으로 들린다고 보고함)
4 청력 없음
b. 청력 보조기 사용 여부 ☐
0 아니요 **1** 예

4. 시력
a. 적절한 조명하에서 보기 능력(안경 혹은 다른 시력 보조기를 평소 사용한다면 착용 후 평가) ☐
0 적절함 — 책, 신문에 있는 보통 글씨를 포함해 작은 글씨도 볼 수 있음
1 약간 어려움 — 책, 신문의 큰 글씨는 볼 수 있으나 보통 글씨는 보지 못함
2 상당히 어려움 — 제한된 시력. 신문의 헤드라인을 볼 수 없으나, 물체는 구별 가능함
3 심각히 어려움 — 물체를 구분하는지 분명하지 않지만, 눈동자는 물체를 따라 움직이는 것으로 보임. 단지 빛, 색깔, 형체만 보임
4 시력 없음
b. 시력 보조기 사용 여부 ☐
0 아니요 **1** 예

Section E. 기분과 행동

1. 우울, 불안, 슬픔의 가능성을 보여주는 지표
원인이라고 여겨지는 것이 무엇인지에 상관없이, 지난 3일 동안 관찰한 징후 기재
[주: 언제든 가능하다면, 평가대상자에게 물어볼 것]
0 없음
1 있으나, 지난 3일 동안 나타나지 않음
2 지난 3일 중 1~2일 정도 나타남
3 지난 3일 동안 매일 나타남

a. **부정적인 말을 함**(예: "다 부질없어", "차라리 죽는 게 낫겠어", "무슨 소용이 있어?", "너무 오래 살았어", "죽게 내버려 둬") ☐
b. **자신 또는 타인들에 대해 늘 화가 나 있음** (예: 쉽게 화를 내며, 받는 케어에 대해 화를 냄) ☐
c. **언어적, 비언어적으로 비현실적인 두려움 표현** (예: 버려지는 것, 혼자 남겨지는 것, 타인들과 함께 있는 것에 대한 공포, 특정한 사물이나 상황에 대한 극심한 공포) ☐
d. **반복적으로 건강 문제 호소**(예: 지속적인 의료적 관심을 요구하고, 신체 기능에 대해 끊임없이 걱정함) ☐
e. **반복적으로 불평하거나 염려함(건강 관련 문제는 아님)** (예: 스케줄, 식사, 세탁, 옷, 대인관계 등에 대해 지속적으로 주의와 확인을 요구함) ☐
f. **슬프거나, 고통스럽거나, 걱정스러운 표정을 함** (예: 찌푸린 이마, 지속적으로 얼굴을 찡그림) ☐
g. **울거나 눈물 어림** ☐
h. **매우 안 좋은 일이 곧 일어날 것이라는 말을 반복적으로 함** (예: 곧 죽거나, 심장마비가 올 것 같다고 믿음) ☐
i. **관심있었던 활동을 중지**(예: 오랜 기간 해 오던 활동, 가족, 친구들과 함께 시간을 보내는 것) ☐
j. **사회적 교류 감소** ☐
k. **언어적, 비언어적으로 삶에 즐거움이 없음을 표현(무쾌감증)** (예: "난 더 이상 아무것도 즐겁지 않아요") ☐

2. 스스로 표현한 기분
0 지난 3일간 없음
1 지난 3일간은 없었지만, 종종 그렇게 느낌
2 지난 3일 중 1~2일 정도 있었음
3 지난 3일 동안 매일 있었음
8 응답 불가
질문: "지난 3일 동안, 얼마나 자주 이런 느낌이 들었나요?"

a. **평소 즐기던 활동들이 흥미롭거나 즐겁지 않음** ☐
b. **불안하고, 안절부절못하고, 걱정스러움** ☐
c. **슬프거나, 우울하거나, 절망적임** ☐

3. 문제행동 증상 [예 — 한국]
추정되는 원인과 상관없이, 관찰한 징후를 기재
0 없음
1 있으나, 지난 3일 동안 나타나지 않음
2 지난 3일 중 1~2일 정도 나타남
3 지난 3일 동안 매일 나타남

a. **배회**(예: 필요와 안전은 안중에 없는 듯 보이며, 목적 없이 돌아다님) ☐
b. **언어적 학대**(예: 다른 사람을 위협하거나, 소리를 지르거나, 저주를 퍼부음) ☐
c. **물리적 학대**(예: 다른 사람을 때리고, 할퀴고, 성적으로 학대함) ☐
d. **사회적으로 부적절하거나 파괴적인 행동**(예: 요란스러운 소음을 냄, 소리를 지름, 음식물이나 똥을 바르거나 던짐, 물건을 쌓아 둠, 다른 사람의 물건을 뒤짐) ☐
e. **다른 사람들 앞에서 부적절한 성적인 행동이나 옷을 벗는 행동** ☐
f. **케어에 대한 저항**(예: 약을 먹는 것, 주사 맞는 것, 일상생활 보조) ☐
g. **초조**(예: 안절부절못하는 행동 등을 보임) ☐

Section F. 사회심리적 안녕

1. 사회적 관계
[주: 가능한 한 본인에게 물어볼 것]
0 전혀 없음
1 30일보다 이전
2 8~30일 전
3 4~7일 전
4 지난 3일 이내
8 판단 불가

a. 오랫동안 즐겨 오던 사회 활동에 참여함 ☐
b. 오랫동안 알아 왔던 지인이나 가족을 만남 ☐
c. 오랫동안 알아 왔던 지인이나 가족과 전화, 이메일 등을 통해 접촉함 ☐

2. 참여감/소속감
0 없음
1 있으나, 지난 3일 동안 보이지 않음
2 지난 3일 중 1~2일 동안 보임
3 지난 3일 중 매일 보임

a. 다른 사람과 쉽게 교제함 ☐
b. 계획된 활동에 쉽게 참여함 ☐
c. 대부분 그룹 활동 초대를 받아들임 ☐
d. 시설 내 생활 참여 추구함(예: 친구를 사귀거나 유지하기, 그룹 활동에 참여함, 새로운 활동에 대해 긍정적으로 반응함, 종교 모임에서 봉사함) ☐
e. 다른 사람과의 교제를 먼저 시도함 ☐
f. 다른 사람이 먼저 시도한 교제에 긍정적으로 반응함 ☐
g. 매일 반복적인 일과의 변화에 쉽게 적응함 ☐

3. 불편한 관계
0 아니요 **1** 예

a. 다른 입소자들과 갈등이 있거나, 반복적으로 다른 입소자들에 대해 비난을 함 ☐
b. 직원과 갈등이 있거나, 반복적으로 직원에 대해 비난을 함 ☐
c. 시설 직원이 그 평가대상자를 대하는 것에 대해 지속적인 어려움을 보고함 ☐
d. 가족이나 가까운 친구들이 평가대상자의 질병을 감당 못하겠다고 느낌을 표현함 ☐
e. 외롭다고 말하거나 외로워 보임 ☐

4. 지난 90일 이내에 발생한 주요 생애 스트레스 요인 ☐
예: 본인의 심각한 질병, 가까운 가족, 친구의 심각한 질병 또는 죽음, 거주지 말소, 소득이나 재산의 큰 손실, 강도 또는 폭행 같은 범죄 피해, 운전면허 또는 자동차 상실
0 없음 **1** 있음

5. 강점들
0 없음 **1** 있음

a. 늘 긍정적인 사고방식 ☐
b. 일상생활에서 의미를 찾음 ☐
c. 굳건하고 지지적인 가족과의 관계 ☐

Section G. 기능 상태

1. ADL 자가수행 [예 — 한국]

지난 3일 동안 수행했던 모든 ADL 활동을 고려하여 평가하도록 함
***매번** 동일한 수준으로 기능을 수행한다면, 그 수준에 해당하는 점수를 체크함*
*전적 의존(6점)인 경우가 **한 번**이라도 있지만, 다른 경우 이보다 덜 의존적이었다면 5점으로 표기함*
이외의 경우에는, 지난 3일 중 가장 의존적이었던 3회의 경우를 기준으로 (수행한 횟수가 3회보다 적다면, 모든 경우를 기준으로) 평가하도록 함. 가장 의존적인 경우가 1점이라면 1점으로 평가함
그렇지 않은 경우, 가장 덜 의존적인 정도의 점수를 체크함(2~5점 사이)

- **0 독립적** — 신체적 지지, 준비 보조 혹은 감독 받은 경우 없음
- **1 독립적이나 준비 단계 도움** — 필요한 물건을 제공하거나 손 닿는 범위 내에 놓아 두었으나, 신체적 지지나 감독은 없었음
- **2 감독** — 지켜보기/귀띔하기
- **3 일부 도움** — 체중을 지지하지 않고 팔다리를 부축하여 이끌어 줌
- **4 상당한 도움** — 평가대상자가 과제의 50% 이상을 수행하며 1명이 체중을 지지하는 도움(팔다리를 드는 것 포함)이 필요함
- **5 최대한의 도움** — 2명 이상이 체중을 지지하는 도움(팔다리를 드는 것 포함) 또는 과제의 50% 이상을 수행하기 위해서는 체중을 지지하는 도움이 필요함
- **6 전적 의존** — 모든 경우에 다른 사람들이 활동을 완전히 대신해 줌
- **8 전 평가 기간 동안 활동 수행한 적 없음**

a. **목욕하기** — 어떻게 전신 목욕이나 샤워를 하는가 ☐
욕조 혹은 샤워실에 어떻게 들어가고 나가는가, 그리고 어떻게 각 신체 부위(팔, 다리 상박과 하박, 가슴, 배, 회음부)를 씻는가를 포함(단, 등 씻기와 머리 감기 제외)

b. **개인 위생** — 어떻게 개인 위생을 관리하는가 ☐
머리 빗기, 이닦기, 면도하기, 화장하기, 얼굴과 손을 씻고 말리기 등을 포함(목욕, 샤워 제외)

c. **상의 입기** — 상의(외출복과 속옷)를 어떻게 입고 벗는가 ☐
(의수, 보조구, 지퍼나 단추, 스웨터 등 포함)

d. **하의 입기** — 하의(외출복과 속옷)를 어떻게 입고 벗는가 ☐
(의족, 보조구, 허리띠, 바지, 치마, 신발, 지퍼나 단추 등 포함)

e. **걷기** — 실내 같은 층 내 장소 이동 시 어떻게 걷는가 ☐

f. **이동** — 같은 층 내 장소 이동 시 어떻게 이동하는가 ☐
(걷거나 휠체어를 사용하여). 만약 휠체어를 사용한다면 일단 휠체어를 탄 후

g. **변기로 이동** — 어떻게 변기 또는 이동식 변기(commode)에 가서 앉고 일어나는가 ☐

h. **변기 사용** — 어떻게 화장실[또는 이동식 변기, 침상용 변기(bedpan), 소변기]을 이용하는가, 어떻게 변기 사용 또는 실금 후 뒤를 닦는가, 어떻게 패드를 교체하는가, 어떻게 루(ostomy)나 카테터를 관리하는가, 어떻게 옷매무새를 정돈하는가 포함(변기로 앉고 일어나는 이동 제외) ☐

i. **침상에서의 움직임** — 어떻게 눕고 일어나고, 돌아누우며, 침상에서 몸을 가누는가 ☐

j. **식사하기** — 어떻게 먹고 마시는가(숙련도에 관계없이). 구강 외 방법을 통한 영양 공급도 포함(예: 위관 영양, TPN 등) ☐

k. **옮겨 앉기** — 어떻게 침상에서 휠체어로, 의자에서 휠체어로, 휠체어에서 침상으로, 휠체어에서 의자로 이동하나 ☐

2. 이동/걷기

a. **주 이동법** ☐
- **0** 보조 도구 없이 걷기
- **1** 보조 도구 사용하여 걷기(예: 지팡이, 워커, 목발, 보행보조차)
- **2** 휠체어, 노인용 스쿠터
- **3** 와상 상태

b. **4m 보행 시 소요 시간** ☐☐
*장애물이 없는 직선을 긋고, 평가대상자를 출발선에 가만히 서도록 한 후, **"제가 '걷기 시작' 하면 평상시 속도로 걸어 주세요(지팡이/워커 사용자라면 이를 사용해서). 이것은 얼마나 빨리 걸을 수 있는지를 테스트하는 것이 아닙니다. 제가 '멈추세요' 하면 멈춰 주세요. 이해하시겠습니까?"**라고 말한 후 테스트를 시작함. 평가자가 시범을 보일 수도 있음. **그러고 나서 "지금 걷기 시작하세요."라고 말하고,** 평가대상자가 첫걸음을 뗀 순간부터 4m 지점을 지날 때까지의 시간을 측정함. **그러고 나서 "지금 멈춰도 됩니다."라고 말함***
시간을 초 단위로 30초까지 기재
- **30** 30초 이상인 경우 모두 30으로 기재
- **77** 테스트 완료 전에 중단
- **88** 테스트 거부
- **99** 테스트 시행하지 않음(예: 스스로 보행 불가)

c. **보행 거리** — 지난 3일간 쉬지 않고 한 번에 걸었던 최장 거리(필요시 부축을 받으며) ☐
- **0** 걸은 적 없음
- **1** 5m 미만
- **2** 5~49m
- **3** 50~99m
- **4** 100m 이상
- **5** 1km 이상

d. **스스로 휠체어 밀며 이동한 거리** — 지난 3일간 한 번에 이동했던 최장 거리(전동 휠체어를 독립적으로 사용하는 것도 포함) ☐
- **0** 다른 사람들이 휠체어 밀어 줌
- **1** 전동 휠체어/노인용 스쿠터 사용
- **2** 5m 미만
- **3** 5~49m
- **4** 50~99m
- **5** 100m 이상
- **8** 휠체어를 사용하지 않음

3. 활동 수준

a. **지난 3일 동안 운동이나 신체 활동한 총시간**(예: 걷기) ☐
- **0** 없음
- **1** 1시간 이하
- **2** 1~2시간
- **3** 3~4시간
- **4** 4시간 이상

b. **지난 3일 동안 현재 살고 있는 집이나 건물 밖으로 나가 본 일수**(나간 시간이 아무리 짧더라도) ☐
- **0** 나간 적 없음
- **1** 지난 3일 동안 나간 적 없으나, 보통은 3일에 한 번은 나감
- **2** 1~2일
- **3** 3일

4. 신체 기능 향상 가능성

0 아니요 **1** 예

a. 평가대상자가 자신이 신체 기능을 더 잘 수행할 수 있다고 믿음 ☐
b. 요양 전문가는 평가대상자가 신체 기능을 더 잘 수행할 수 있다고 믿음 ☐

5. 90일 전과 비교한 ADL 상태의 변화(마지막 평가가 90일 이내였다면 마지막 평가와 비교) ☐
- **0** 향상됨
- **1** 변화 없음
- **2** 감소됨
- **8** 불확실

Section H. 배설 조절

1. 방광 조절 ☐
- **0 조절함** — 완전히 조절함. 어떤 종류의 도뇨관이나 다른 어떤 소변 수집 도구도 사용 안 함
- **1 도뇨관이나 루(ostomy) 등을 이용하여 조절함** — 지난 3일간
- **2 드물게 실금함** — 지난 3일간은 실금 없으나, 실금한 적 있음
- **3 가끔 실금함** — 실금 있으나 매일은 아님
- **4 자주 실금함** — 매일 실금 있으나, 약간의 조절은 가능
- **5 실금함** — 전혀 조절 못함
- **8 발생 안 함** — 지난 3일간 방광을 통한 배뇨가 일어난 적이 없음

2. 소변 수집 도구[패드/실금팬티(briefs) 제외] ☐
- **0** 없음
- **1** 콘돔 카테터
- **2** 유치 도뇨관
- **3** 방광루, 신루, 요관루

3. 배변 조절 ☐
- **0 조절함** — 완전히 조절함. 어떤 종류의 장루도 사용 안 함
- **1 장루를 이용하여 조절함** — 지난 3일간
- **2 드물게 실변함** — 지난 3일간은 실변 없으나, 실변한 적 있음
- **3 가끔 실변함** — 실변 있으나 매일은 아님
- **4 자주 실변함** — 매일 실변 있으나, 약간의 조절은 가능
- **5 실변함** — 전혀 조절 못함
- **8 발생 안 함** — 지난 3일 동안 배변 활동 없음

4. 장루 ☐
- **0** 없음 **1** 있음

Section I. 질병 진단

질병 코드
- **0** 진단 받은 적 없음
- **1** 현재 주 진단명임
- **2** 진단 받았으며, 이와 관련한 적극적 치료 받고 있음
- **3** 진단 받았으며, 이를 모니터하고 있으나 적극적 치료는 받고 있지 않음

1. 질병 진단

근골격계
- a. 고관절 골절 — 지난 30일 이내(마지막 평가가 30일 이내였을 경우 마지막 평가 이후) ☐
- b. 다른 부위 골절 — 지난 30일 이내(마지막 평가가 30일 이내였을 경우 마지막 평가 이후) ☐

신경계
- c. 알츠하이머병 ☐
- d. 알츠하이머병 외의 다른 치매 ☐
- e. 반신마비 ☐
- f. 다발성경화증 ☐
- g. 하반신마비 ☐
- h. 파킨슨병 ☐
- i. 사지마비 ☐
- j. 뇌졸중/뇌혈관질환 ☐

심장/호흡기계
- k. 심혈관질환 ☐
- l. 만성폐색성폐질환 ☐
- m. 울혈성심부전 ☐

정신과
- n. 불안증 ☐
- o. 양극성 장애 ☐
- p. 우울증 ☐
- q. 정신분열증 ☐

감염
- r. 폐렴 ☐
- s. 지난 30일 동안 요로감염 ☐

기타
- t. 암 ☐
- u. 당뇨 ☐

2. 기타 질병 진단

	진단명	질병 코드	한국 표준질병·사인분류(ICD 코드)
a.	________	☐	☐☐☐.☐☐☐☐
b.	________	☐	☐☐☐.☐☐☐☐
c.	________	☐	☐☐☐.☐☐☐☐
d.	________	☐	☐☐☐.☐☐☐☐
e.	________	☐	☐☐☐.☐☐☐☐
f.	________	☐	☐☐☐.☐☐☐☐

[주: 다른 질병 진단을 기재하기 위해 필요하면 줄을 추가할 것]

Section J. 건강 상태

1. 낙상 ☐
- **0** 지난 90일 이내 없었음
- **1** 지난 30일 이내 없었으나, 31~90일 사이에 있었음
- **2** 지난 30일 이내에 한 번 있었음
- **3** 지난 30일 이내 두 번 이상 있었음

2. 최근 낙상 ☐

[주: 마지막 평가가 30일보다 이전에 있었거나 본 평가가 최초 평가일 경우에는 생략]
- **0** 아니요, 지난 30일 이내 낙상 없었음
- **1** 예, 지난 30일 이내 낙상 있었음
- ☞ 해당 없는 경우(최초 평가이거나 또는 마지막 평가 이후 30일 이상 지남) 빈칸으로 둠

3. 문제 빈도

지난 3일 이내에 발생한 문제 상황을 기초로 평가
- **0** 없음
- **1** 있으나, 지난 3일간 나타나지 않음
- **2** 지난 3일 중 하루 나타남
- **3** 지난 3일 중 이틀 나타남
- **4** 지난 3일 중 매일 나타남

균형
- a. 도움 없이는 스스로 일어서기 어렵거나 일어서지 못함 ☐
- b. 서 있는 상태에서 몸을 돌려 반대 방향을 보는 것이 어렵거나 그렇게 하지 못함 ☐
- c. 어지러움 ☐
- d. 불안정한 걸음걸이 ☐

심장/호흡기계

e. 흉통 ☐
f. 기도분비물 배출에 어려움 ☐

정신과적

g. 비정상 사고 과정[예: 연상이완(loosening of associations), 사고의 단절, 비약, 이탈(tangentiality), 우원증(circumstantiality)] ☐
h. 망상 — 고착화된 잘못된 믿음 ☐
i. 환각 — 잘못된 감각 지각 ☐

신경학적

j. 실어증(aphasia) ☐

소화기계

k. 위산 역류 — 위에서 인후로 위산이 역류함 ☐
l. 변비 — 지난 3일 동안 배변 활동이 없거나 딱딱한 대변으로 인해 배출이 어려움 ☐
m. 설사 ☐
n. 구토 ☐

수면 문제

o. 수면을 시작하거나 유지하기 어려움, 너무 쉽게 잠을 깨거나 안절부절못함, 숙면 취하지 못함 ☐
p. 과도한 수면 — 정상 기능을 방해하는 정도의 많은 양의 수면 ☐

기타

q. 흡인(aspiration) ☐
r. 발열 ☐
s. 위장관계 출혈 또는 비뇨생식기계 출혈 ☐
t. 위생 — 심한 위생불량, 매우 단정치 못하고 엉클어짐 ☐
u. 말초부종 ☐

4. 호흡곤란 ☐

0 증상 없음
1 휴식 시에는 증상 없으나, 중간 정도의 활동 시에는 증상 있음
2 휴식 시에는 증상 없으나, 평상시 일상 활동을 할 시에는 증상 있음
3 휴식 시에도 증상 있음

5. 피로 ☐

일상 활동(예: ADL, IADL)을 수행할 수 없는 상태

0 없음
1 최소한 — 기력은 감소했으나, 일상 활동은 완전히 수행함
2 중간 정도 — 기력의 감소로 인해, 일상 활동을 완전히 마칠 수 없음
3 심한 피로 — 기력의 감소로 인해, 일부 일상 활동을 시작할 수 없음
4 어떤 일상 활동도 시작할 수 없음 — 기력의 감소로 인함

6. 통증 증상

[주: 항상 평가대상자에게 통증의 빈도, 강도, 조절에 대해 물어볼 것. 대상자를 관찰하고 대상자와 접촉이 있는 사람에게 물어볼 것]

a. **통증을 호소하거나 통증이 있음이 드러나는 빈도**(얼굴을 찡그리거나, 이를 악물거나, 신음을 내거나, 만졌을 때 움츠러드는 등 통증이 있음을 알 수 있는 비언어적 표시를 모두 포함) ☐
0 통증 없음
1 통증이 있으나, 지난 3일간 나타나지 않음
2 지난 3일 중 1~2일간 나타남
3 지난 3일 동안 매일 나타남

b. **현재 있는 가장 심한 통증의 강도** ☐
0 통증 없음
1 약한 통증
2 중간 정도의 통증
3 심한 통증
4 끔찍하거나 극심한 통증

c. **통증의 지속 정도** ☐
0 통증 없음
1 지난 3일 동안 단 한 번 있었음
2 간헐적임
3 지속적임

d. **돌발적 통증(breakthrough pain)** — 지난 3일 동안 갑작스럽게 발생한 극심한 급성 통증을 경험한 적이 있는가 ☐
0 없음 **1** 있음

e. **통증의 조절** — 통증을 조절하기 위한 현재의 치료 방법의 적합성(평가대상자의 관점에서) ☐
0 통증 문제 없음
1 현재 통증은 견딜만 함. 통증 치료를 시작, 변경할 필요 없음
2 현재 치료 방법으로 통증이 적절히 조절되고 있음
3 현재 치료 방법을 잘 따를 경우 통증이 잘 조절되나, 때때로 처방에 따르지 않음
4 현재 치료 방법을 따르긴 하지만, 통증이 적절히 조절되지 않음
5 현재 통증 치료 방법을 따르지 않음. 통증이 적절히 조절되지 않음

7. 상태의 불안정성

0 아니요 **1** 예

a. 현재의 질병이나 상태가 인지, 일상생활, 정서, 행동 양상 등을 불안정하게 만듦(변동, 위태, 악화) ☐
b. 급성적 문제를 경험하거나 만성적 또는 재발성 문제의 악화 ☐
c. 생존 기간이 6개월 이하의 말기 질환 상태 ☐

8. 스스로 표현한 건강 상태 ☐

질문: "전반적으로 본인의 건강 상태가 어떻다고 평가하세요?"

0 매우 좋음
1 좋음
2 보통
3 나쁨
8 응답 불가(혹은 거부)

9. 담배와 술

a. 매일 흡연 여부 ☐
0 아니요
1 보통 매일 흡연하나, 지난 3일간은 피우지 않음
2 예

b. 음주 여부 — 지난 14일 동안 어느 "한자리에서" 마신 최대 잔 수 ☐
0 아니요
1 1잔
2 2~4잔
3 5잔 이상

Section K. 구강과 영양 상태

1. 신장과 체중

지난 30일 이내의 측정치 중 가장 최근 것 기재

a. **신장**: ☐☐☐ cm
b. **체중**: ☐☐☐ kg

2. 영양 관련 문제

0 없음 **1** 있음

a. 지난 30일 이내 5% 이상 또는 지난 180일 이내 10% 이상의 체중 감소 ☐
b. 탈수 또는 BUN/Cr > 25 ☐
c. 하루 1,000cc 미만의 수분 섭취 ☐
d. 수분 배출이 섭취를 초과 ☐

3. 영양 섭취 방법
0 정상 — 모든 종류의 음식을 삼킴
1 제한이 있으나 독립적임
(예: 유동식은 조금씩 마시며, 제한된 고형식을 함. 식이 변경의 필요성은 없어 보임)
2 고형식을 삼키려면 식이 변경이 필요함
[예: 기계적 식이(다지거나 으깨거나 같은 음식 등) 또는 특정 음식만 섭취할 수 있음]
3 유동식을 삼키려면 식이 변경이 필요함
(예: 걸쭉한 유동식)
4 다지거나 으깬 고형식과 걸쭉한 유동식만 삼킬 수 있음
5 경구와 비경구/관 영양을 같이함
6 비위관 영양 섭취만(nasogastric tube feeding only)
7 위루관만(abdominal feeding tube only)
[예: 경피적 내시경위루관(PEG tube)]
8 비경구 영양만(parenteral feeding only)
(TPN 같은 모든 종류의 비경구 영양 포함)
9 평가 기간 동안 영양 섭취가 없었음

4. 비경구 또는 장관 영양을 통한 칼로리 섭취량 [예 — 한국]
지난 3일 동안 섭취한 총열량 중 비경구 또는 위관 영양을 통해 섭취한 열량의 비율(1일 평균)
0 전혀 없음
1 비경구/장관 영양 튜브가 있으나, 열량 섭취는 없었음
2 총열량의 1~25%
3 총열량의 26~50%
4 총열량의 51% 이상

5. 치아 또는 구강
0 아니요 **1** 예
a. 의치 착용(탈부착 인공보철물)
b. 부러졌거나, 조각났거나, 흔들리는 등, 온전하지 않은 치아들이 있음
c. 구강 또는 안면 통증이나 불편감을 보고함
d. 구강 건조를 보고함
e. 씹는 데 어려움이 있음을 보고함
f. 자연 치아나 치아 조각들 주변 잇몸(연조직)의 염증이나 출혈이 있음

Section L. 피부 상태

1. 가장 심한 압박성 궤양(욕창) 부위의 단계
0 압박성 궤양 없음
1 피부에 지속적인 발적 있는 부위 있음
2 피부층의 일부 손실이 있음
3 피부에 깊게 파인 부분(crater)이 있음
4 근육 또는 뼈가 보이는 피부 파열이 있음
5 기재 불가[예: 괴사된 가피(necrotic eschar)로 덮여 있음]

2. 압박성 궤양 과거력
0 없음 **1** 있음

3. 압박성 궤양 이외의 피부 궤양 존재 여부(예: 정맥성 궤양, 동맥성 궤양, 정맥-동맥 혼합 궤양, 당뇨병성 족부 궤양)
0 없음 **1** 있음

4. 압박성 궤양 이외의 주요 피부 문제(예: 병변, 2~3도 화상, 회복 중인 외과적 수술 부위)
0 없음 **1** 있음

5. 찢어지거나 베인 피부 상처(예: 수술 상처 제외)
0 없음 **1** 있음

6. 기타 피부 문제나 피부 상태 변화[예: 멍, 발적, 소양증, 반점(mottling), 대상포진, 간찰진(intertrigo), 습진]
0 없음 **1** 있음

7. 족부 문제[예: 건막류(bunions), 망치족지(hammer toes), 발가락 겹침(overlapping toes), 구조적 문제(structural problems), 감염, 궤양]
0 족부 문제 없음
1 족부 문제가 있으나, 걷는 데에 지장 없음
2 족부 문제가 있어, 걷는 데에 지장을 줌
3 족부 문제로 인해 걷지 못함
4 족부 문제가 있으며, 다른 이유들로 인해 걷지 못함

Section M. 활동 참여/추구

1. 활동 참여 평균 시간(예: 단독 또는 단체 활동)
[주: 깨어 있으면서 다른 치료나 ADL 관련 케어 받지 않는 시간 중]
0 없음
1 조금: 1/3 미만
2 보통: 1/3~2/3 정도
3 대부분: 2/3 이상

2. 선호하거나 참여하고 있는 활동(현재 활동 능력을 고려하여)
0 선호하는 활동이 아니며, 지난 3일간 참여한 적도 없음
1 선호하는 활동은 아니지만, 지난 3일 중에 참여하였음
2 선호하는 활동이지만, 참여하지 않았음
3 선호하는 활동이고, 정기적으로 참여했었으나, 지난 3일간은 참여한 적 없음
4 선호하는 활동이고, 지난 3일 중에 참여하였음
a. 카드놀이, 게임, 퍼즐/화투, 장기, 바둑 등
b. 컴퓨터 활동
c. 담소 나누기 또는 전화 대화
d. 공예나 미술
e. 춤
f. 삶에 대한 대화/회상
g. 운동이나 스포츠
h. 원예 활동
i. 봉사 활동
j. 음악/노래 부르기
k. 애완동물 기르기
l. 독서, 글쓰기, 낱말 맞추기 퍼즐
m. 영성 또는 종교 활동
n. 짧은 여행(소풍) 또는 쇼핑
o. 야외에서 걷거나 자전거 타기
p. TV 시청 또는 라디오 듣기

3. 낮잠 시간
0 하루 종일 또는 대부분의 시간을 깨어 있음(오전이나 오후에 한 번 이상 자지 않음)
1 하루에 여러 번 낮잠을 잠
2 낮 시간 동안 대개 잠들어 있으나, 깨어 있는 시간도 있음 (예: 식사 시간)
3 대부분 잠들어 있거나 반응 없음

Section N. 투약

1. 복용하고 있는 모든 약 목록

지난 3일 이내에 복용한 처방약, 비처방약을 모두 기재

[주: 가능하면 전자의무 기록을 이용하도록 하되, 꼭 필요한 경우만 손으로 기재]

각 약물 기록에 대해:

a. **약품명**

b. **용량** — 0.5, 5, 150, 300과 같이 양수여야 함
[주: 소수점 이후 자리값 표기를 위한 0은 기재하지 말 것 (예: 3mg(O), 3.0mg(X)), 소수점 이전의 0은 꼭 기재할 것 (예: 0.3mg(O), .3mg(X))]

c. **단위** — 다음의 목록을 이용하여 기재
gtts, mEq, puffs, gm, mg, %, L, ml, units, mcg, oz, oth(기타)

d. **투여 경로** — 다음의 목록을 이용하여 기재
PO(경구), **REC**(직장), **ET**(경관), **SL**(설하), **TOP**(국소),
TD(경피), **IM**(근육내), **IH**(흡입), **EYE**(눈), **IV**(정맥내),
NAS(코), **OTH**(기타), **Sub-Q**(피하)

e. **빈도** — 하루, 일주 또는 1개월간 투약이 수행된 횟수를 다음 목록을 이용하여 기재
Q1H(한 시간에 한 번), **Q2H**(두 시간에 한 번),
Q3H(세 시간에 한 번), **Q4H**(네 시간에 한 번),
Q6H(여섯 시간에 한 번), **Q8H**(여덟 시간에 한 번),
Daily(하루에 한 번),
BED(자기 전), **BID**(하루에 두 번), **TID**(하루에 세 번),
QID(하루에 네 번), **5D**(하루에 다섯 번), **Q2D**(이틀에 한 번),
Q3D(사흘에 한 번),
Weekly(일주일에 한 번),
2W(일주일에 두 번), **3W**(일주일에 세 번),
4W(일주일에 네 번), **5W**(일주일에 다섯 번),
6W(일주일에 여섯 번), **1M**(한 달에 한 번),
2M(한 달에 두 번), **OTH**(기타)

f. **PRN**(필요시 투여)
0 없음 **1** 있음

g. **처방 여부**
0 아니요 **1** 예

a. 약품명	b. 용량	c. 단위	d. 투여 경로	e. 빈도	f. PRN	g. 처방 여부
1.						
2.						
3.						
4.						
5.						

[주: 사용된 다른 약품을 기재하기 위해 필요하면 줄을 추가]

2. 약물 알레르기 ☐
0 아는 한 없음 **1** 있음

Section O. 치료 및 처치

1. 예방
0 아니요 **1** 예

a. 지난 1년 이내에 혈압을 측정함 ☐
b. 지난 5년 이내에 대장내시경 검사를 받음 ☐
c. 지난 1년 이내에 치아 검진을 받음 ☐
d. 지난 1년 이내에 안과 검진을 받음 ☐
e. 지난 2년 이내에 청력 검사를 받음 ☐
f. 지난 1년 이내에 인플루엔자 예방접종을 함 ☐
g. 지난 2년 이내에 유방 방사선검사 또는 유방 검진을 받음(여성만) ☐
h. 지난 5년 이내에 또는 65세 이후에 폐렴 예방접종을 함 ☐

2. 지난 3일 동안 받았거나 계획되었던 치료와 프로그램(마지막 평가가 지난 3일 이내에 이루어졌다면 마지막 평가 이후를 기준으로)
0 의사 처방도, 수행된 것도 없음
1 의사 처방은 있었으나, 수행되지 않음
2 지난 3일 동안 1~2일
3 지난 3일 동안 매일

치료

a. 항암 화학 치료 ☐
b. 투석 ☐
c. 감염 관리(예: 격리) ☐
d. 정맥내 투약(IV medication) ☐
e. 산소요법 ☐
f. 방사선치료 ☐
g. 흡인 ☐
h. 기관절개관 관리 ☐
i. 수혈 ☐
j. 인공호흡기 또는 호흡 보조 기구 ☐
k. 상처 간호 ☐

프로그램

l. 배뇨 훈련 프로그램 ☐
m. 완화 케어 프로그램 ☐
n. 체위 변경 프로그램 ☐

3. 지난 7일간 제공한 치료 요법/간호 서비스(예: 치료사 또는 치료사의 감독하에 치료 보조인들이 제공한 서비스)

[주: 입소 후에 제공한 치료의 횟수만 기재]

A. 지난 7일간 계획된 치료 **일수**
B. **15분 이상** 제공된 **일수**
C. 지난 7일간 제공된 **총시간**(분)
[또는 수행된 일수 = 0이지만 계획된 일수 >0이면, 처방된 총시간(분) 기재]

	계획 일수 (A)	제공 일수 (B)	지난 주 총분(C)		
a. 물리 치료					
b. 작업 치료					
c. 언어 치료 및 청각 서비스					
d. 호흡 치료					
e. 간호사가 제공하는 기능 재활 또는 걷기 프로그램					
f. 심리 치료(면허 소지 정신건강 전문가에 의한)					

4. 병원 및 응급실 이용

지난 90일 동안(마지막 평가가 90일 이내라면, 마지막 평가 이후) 이용 횟수 기재

a. 하룻밤 이상 급성기 병원 입원 ☐☐
b. 응급실 방문(하룻밤 이상 머문 경우 제외) ☐☐

5. 의사 방문 ☐☐

지난 14일 중(입원한 지 14일이 안 되었다면 입원일 이후) 의사가 평가대상자를 검진한 일수

방문한 적이 없으면 0으로 기재

6. 의사 처방 ☐☐
지난 14일 동안(입원한 지 14일이 안 되었다면 입원일 이후) 의사가 처방 변경한 일수
변경 없이 동일한 지시 반복한 것은 포함하지 말 것
변경 없으면 0으로 기재

7. 물리적 억제
0 사용하지 않음
1 매일 사용하지는 않음
2 매일, 밤에만 사용함
3 매일, 낮에만 사용함
4 낮과 밤에 모두 사용하지만 계속 사용하는 것은 아님
5 하루 24시간 계속 사용함(주기적으로 풀어 주는 것을 포함)
a. 침대 사방의 난간을 올려놓음 ☐
b. 몸통 억제대 ☐
c. 일어나는 것을 제한하는 의자(예: 휠체어 억제대) ☐

Section P. 책임과 사전 의사 결정

1. 책임/법정 후견인 [예 — 한국] ☐
0 없음 **1** 있음

2. 사전 의사 결정(advance directives)
0 없음 **1** 있음
a. 심폐소생술 금지 ☐
b. 기관내 삽관 금지 ☐
c. 병원 입원 금지 ☐
d. 경관 영양 금지 ☐
e. 약물 사용 제한 ☐

Section Q. 퇴소 가능성

1. 퇴소 가능성
0 아니요 **1** 예
a. 지역사회로 돌아가거나, 지역사회에 남아 있기를 원한다는 것을 표현하거나 드러냄 ☐
b. 시설 퇴소나 지역사회에 계속 거주하는 것을 지지하는 사람이 있음 ☐
c. 지역사회에 거주할 수 있는 곳이 있음 ☐

2. 지역사회로 복귀하기 전까지 본 시설에서 얼마나 머물 것으로 예상하는가?(평가 기준일 기준으로 평가 기준일을 포함해 일수를 셀 것) ☐
0 1~7일
1 8~14일
2 15~30일
3 31~90일
4 91일 이상
5 지역사회로 복귀 못할 것 같음

Section R. 퇴소

[주: 퇴소 시에만 Section R 작성]

1. 퇴소일: ☐☐☐☐년 ☐☐월 ☐☐일

2. 퇴소 후 거주 및 생활 상태 [예 — 한국] ☐☐
1 개인주택/아파트/전·월세
2 양로시설/노인공동생활가정
3 지원주거(assisted living) 혹은 준독립주거(semi-independent living)
4 정신보건 거주지(예: 정신질환자 그룹홈)
5 신체장애인 그룹홈
6 지적장애인 거주지
7 정신병원/병동
8 노숙(쉼터 이용하든 하지 않든)
9 장기요양시설(너싱홈/노인요양공동생활가정)
10 재활병원/병동
11 호스피스 시설/완화 케어 병동
12 급성기 병원
13 교정 시설
14 기타
15 사망
16 요양병원

3. 퇴소 후 홈케어 서비스를 받을 계획 ☐
0 없음 **1** 있음

Section S. 평가 정보

이 평가를 완성한 사람(코디네이터)의 서명

1. 평가자 서명: ______________________.

2. 평가 종료일: ☐☐☐☐년 ☐☐월 ☐☐일

역자

김홍수

서울대학교 간호대학과 보건대학원을 졸업하고, 미국 뉴욕대(New York University)에서 박사학위를 받은 후 미국 뉴욕대 간호대학 조교수를 거쳐 현재 서울대학교 보건대학원 부교수로 근무하고 있다.

주요 연구 분야는 보건 서비스 및 성과 연구, 노인여성가족보건, 장기요양, 만성건강문제와 보건시스템이다. 현 한국장기요양학회 학술이사, interRAI Associate Fellow이다.

interRAI 장기요양시설 (LTCF)
평가 도구 및 매뉴얼

발행처 서울대학교출판문화원
발행인 오연천
저 자 John N. Morris 외
역 자 김홍수

초판 1쇄 인쇄 2013년 10월 25일
초판 1쇄 발행 2013년 10월 30일

출판등록 제15-3호
주소 서울특별시 관악구 관악로 1 우편번호 151-742
대표전화 02-880-5252
팩스 02-888-4148
마케팅팀(판매상담) 02-889-4424, 02-880-7995
이메일 snubook@snu.ac.kr
홈페이지 www.snupress.com
영문홈페이지 eng.snupress.com

ISBN 978-89-521-1422-8 94510
978-89-521-1421-1 94510 (세트)